O PODER DO CHÁ DE SUMIÇO

CB080615

O poder do chá de sumiço

Copyright © Emanuel Hallef

1ª edição: Julho 2024

Direitos reservados desta edição: Citadel Editorial SA

O conteúdo desta obra é de total responsabilidade do autor
e não reflete necessariamente a opinião da editora.

Autor:
Emanuel Hallef

Preparação de texto:
Gabrielle Carvalho

Revisão:
Iracy Borges
Rebeca Michelotti

Projeto gráfico:
Jéssica Wendy

Capa:
Felipe Foster

DADOS INTERNACIONAIS DE CATALOGAÇÃO NA PUBLICAÇÃO (CIP)

Hallef, Emanuel
O poder do chá de sumiço: técnicas de conquista infalíveis para você ter o homem que quiser / Emanuel Hallef. — Porto Alegre : Citadel, 2024.
176 p. : il., color

ISBN 978-65-5047-493-5

1. Autoajuda 2. Relações interpessoais I. Título

24-3215 CDD 158.1

Angélica Ilacqua - Bibliotecária - CRB-8/7057

Produção editorial e distribuição:

CITADEL Grupo Editorial
contato@citadel.com.br
www.citadel.com.br

EMANUEL HALLEF

O PODER DO CHÁ DE SUMIÇO

Técnicas de conquista infalíveis pra você ter o homem que quiser

CITADEL
Grupo Editorial

2024

SUMÁRIO

O poder do chá de sumiço - ATO 1

1. Feridas 9
2. Vomite as borboletas mutiladas 15
3. Sem conserto 21
4. Diga 25
5. Se tiver de ser, será 29

O poder do chá de sumiço - ATO 2

1. Por que os homens se atraem por mulheres racionais? 35
2. Por que você nunca deve ir atrás de um homem 57
3. Por que sumir? Enxergando a relação como observadora 69
4. Ficante é ficante 81
5. Como girar a chave de interesse nos homens? 93
6. O que faz um homem priorizar uma mulher e incluí-la na sua vida? 105
7. Como lidar com um homem indeciso, confuso ou afastado? 117

O poder do chá de sumiço - ATO 3

Prólogo. Desobediência e rebelião 131
1. A deusa Lilith: abrace os seus demônios 141
2. Seus demônios 147
3. Duelo 159

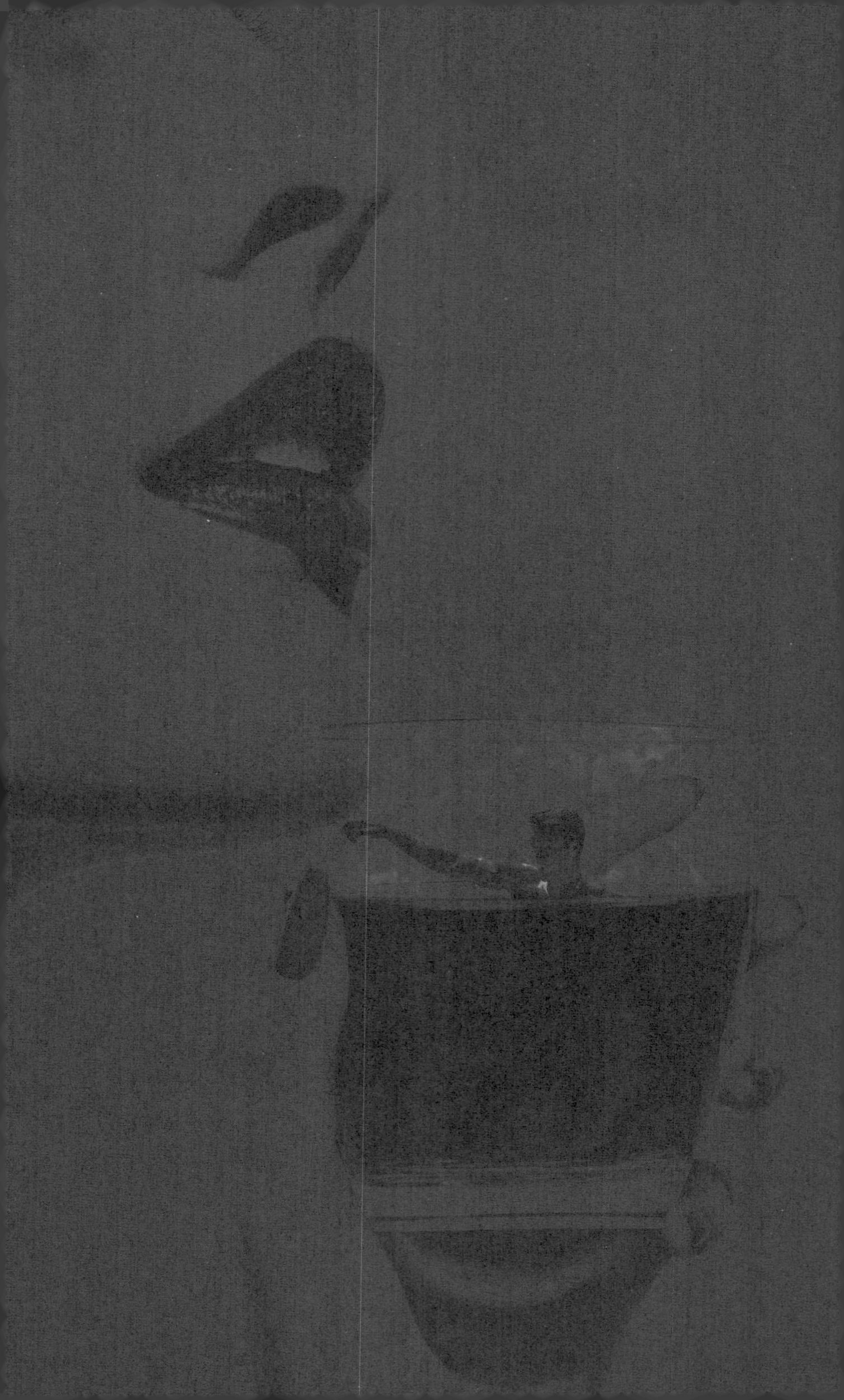

O PODER DO CHÁ DE SUMIÇO

ATO 1

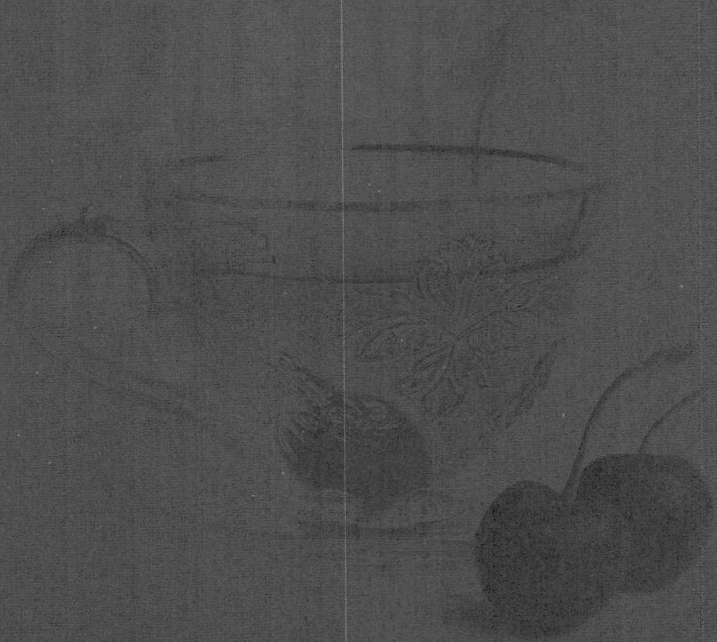

CAPÍTULO 1

FERIDAS

Você nunca se esquecerá da forma como ele riscou a sua vida: o amor dado pela metade; a entrega por partes; a ausência de renúncias; os momentos em que ele fez você se sentir esquecida; a forma como ele nunca incluiu você em nada, em nenhuma posição, em nenhum momento, como uma pessoa relevante para ele; as vezes em que você percebeu que estar ou não com ele em alguns lugares, com as pessoas, não fazia diferença.

Você parecia não ter importância ali, não fazer falta.

E você nunca esquecerá o minuto exato em que percebeu, por meio das atitudes dele, que ele havia desistido da farsa – ele não tentou o bastante, não se esforçou, nunca quis você com intensidade: era por conveniência e por falta de outras opções que valessem o esforço. E essa rejeição te doeu como um tapa...

Percebe?

Você nunca se esquecerá. Portanto não esqueça, só deixe ir.

Este é o caminho para sobreviver após esse término que parece que vai te arruinar: suportando o fim. Pois você poderia estar com ele, vocês poderiam estar juntos, só Deus sabe o que vocês poderiam ter se tornado se ele tivesse sido um homem melhor, se ele tivesse te escolhido, se ele tivesse tentado... Mas não dependia dos seus esforços, não dependia do quanto você era capaz de insistir, de abrir mão, de se moldar para ele. Não dependia do quanto você o amava e muito menos de tudo que você era capaz de fazer.

Dependia dele.

E ele escolheu desistir.

Os danos ficaram. Estão aí, machucando, dilacerando, comendo você viva. A humilhação, o ego destroçado, o orgulho definhando... Se antes você se rejeitava, agora você se odeia. Na sua cabeça deve ter pensamentos intrusivos te julgando e jogando na sua cara o quão imbecil e inocente você foi.

Tantos sinais ele te deu e você não percebeu.

Tantas desconfianças que você sentiu, mas que não foram suficientes para te convencer a desistir. Você sentia na pele a indiferença dele, mas continuou na expectativa de que, em algum momento, a maneira como ele te tratava mudaria; que ele voltaria a ser doce, carinhoso, atencioso, assim como era quando se apresentou a você. Era questão de tempo para ele mudar, ou pelo menos era nisso que você acreditava. Ele ainda te tratava bem em raros momentos, e isso fazia você se esquecer das situações ruins... Até ele fazer de novo.

"Sua imbecil, estava tão na cara..."

Se ele aparecer hoje na sua porta, você vai repetir os mesmos erros. Vai perdoá-lo. Não adianta fingir. Você não tem coragem para rejeitá-lo. Não agora. Não hoje. O que você está sentindo é ódio e rancor, mas só porque ele não está na sua frente. Ele não está te lançando aquele olhar que te derruba, não está te tocando com força e intensidade, não está falando que te ama, não está sendo cortês, educado, carinhoso... Ele não está aqui.

Se ele estivesse, e repetisse a farsa, você cairia.

Porque o que te falta é consciência sobre o que você merece.

Você não sabe a diferença entre se sentir tolerada e se sentir aceita. Você não sabe o que é receber gestos espontâneos e diários de carinho sem ter que pedir, implorar, nem esperar por eles. O que você sabe é como insistir para ser amada, para ser levada a sério, para que vejam valor em você.

Você sabe o que é implorar. Você sabe ser rejeitada. Não escolhida.

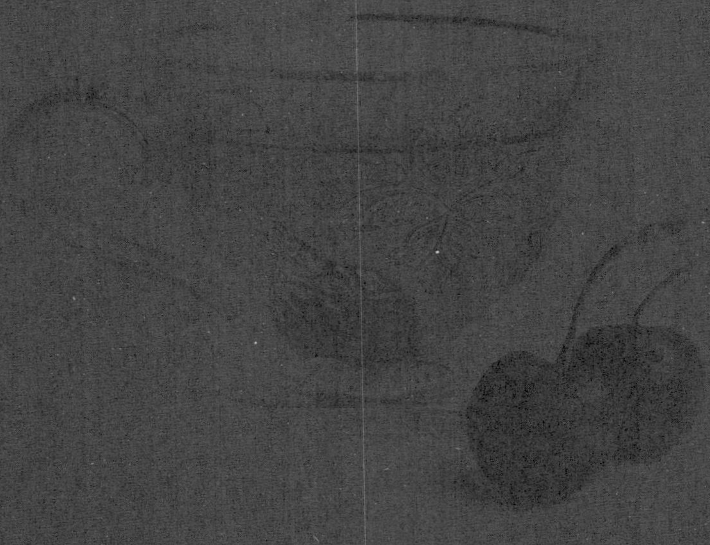

CAPÍTULO 2

VOMITE AS BORBOLETAS MUTILADAS

Vocês terminaram,
e o que você quer é ir atrás
dele, lutar, insistir, fazer tudo
o que estiver ao seu alcance
para convencê-lo a voltar.

Não há dor, angústia, rancor ou ferida deixados por ele que sejam o bastante para mudar a imagem permanente do homem que está na sua cabeça.

Você quer os momentos ruins de volta, porque eram tudo o que você tinha.

Você quer a montanha-russa de emoções de volta. Você quer a instabilidade, as incertezas, as borboletas voando frenéticas no seu estômago; você quer o frio na barriga de esperar por ele em casa, de esperar para jantarem juntos; você quer o espaço ao seu lado na cama ocupado de novo, mesmo que isso signifique pouco espaço restante e disponível para você; você quer as roupas jogadas nas cadeiras; o banheiro sujo, o box com pelos de homem; o mau hálito de manhã. Você quer o dia a dia, a rotina, a dinâmica de volta.

A qualquer custo.

Faz alguns dias que acabou, e agora que a sua razão não está mais embriagada com emoções ruins, a sua lucidez está te dizendo que você não está lutando o suficiente para tê-lo de volta. Como se estivesse ao seu alcance mudar a decisão dele. Como se você fosse capaz de retirar dele tudo o que odeia.

O que você quer é ele de volta sem o que você não quer nele.

Você ainda o ama, ele ainda chama sua atenção; o corpo dele te atrai, a voz dele é doce de ouvir e o Instagram dele continua aberto no seu celular. Ele não morreu, está vivo. Ele está logo ali, a uma mensagem de distância.

Parece que pedir para conversar com ele de novo pode ser a solução, né?

Ele te ouviria, se sentiria culpado, reavaliaria a forma como te tratou e te diria: "Vamos voltar, eu estou disposto a mudar".

Você acreditaria firmemente. Você o receberia de volta.

É isso que você quer?

Crie vergonha na sua cara.

Vomite, agora mesmo, todo o amor fantasioso que sobrou. Vomite o esqueleto das borboletas mutiladas do seu estômago.

Vomite essa ânsia, as porcarias nas quais ele fez você acreditar. Mas deixe sua dignidade.

Ele te virou as costas e te abandonou porque você nunca representou nada: nem um futuro, um amor, um desejo duradouro de ir até o fim, nem a futura mãe dos filhos dele, uma companheira, a mulher de sua vida.

Não se martirize achando que não ir atrás dele é um erro. Não se ache fraca por ter, aparentemente, desistido tão cedo.

Desistir, ainda que não pareça, está sendo seu grande gesto de coragem.

Neste caso, se afastar é o certo, sim. Não para que ele sinta sua falta e volte implorando pelo seu amor, mas porque você se respeita o bastante para saber que merece um futuro estável ao lado de uma pessoa também estável que não vai acordar amanhã e mudar de ideia.

É isso que você fará, por mais que te doa... Você vai tomar vergonha na cara.

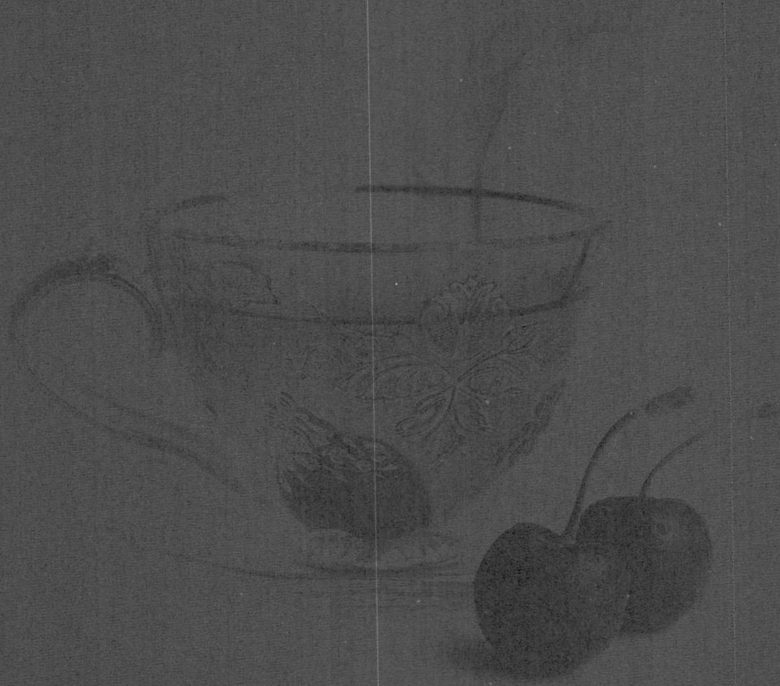

CAPÍTULO 3

SEM CONSERTO

Perder as coisas faz com que você goste delas muito mais do que quando as tinha.

Por isso parece que, agora que ele não está mais aí, você passou a querê-lo e a amá-lo mais do que em qualquer outro momento da sua vida.

O sentimento parece pesar mil toneladas.

Aceite que vocês dois juntos não é mais uma escolha possível. Abra sua mente, veja que agora você não precisará mais fingir que a frieza dele não te machuca.

Não precisará mais engolir porcarias por ele.

Não precisará mais brigar com seus amigos e família, nem encontrar justificativas para o que ele faz.

Não precisará encontrar forças para continuar ao lado dele ou sentir a dor da rejeição diária.

Não precisará viver todos os dias da sua vida com a incerteza de que a qualquer momento ele poderia cansar de você e te deixar.

Ele já fez isso.

Você, agora, pode respirar livre da pressão psicológica que ele te impunha, que fazia você se sentir tão inferior.

Eu sei que uma hora você pensa estar bem, e em outra parece morrer de novo, mas isso é porque você ainda nutre o pensamento de tentar, porque ainda espera que ele encontre o caminho de volta.

Desista disso.

Ele não vai voltar.

Ele pode estar feliz com outra. Pode ser que você não seja nada para ele.

Não importa o quanto tentemos, temos que perceber que algumas coisas não têm conserto.

Vocês dois não podem ser consertados.

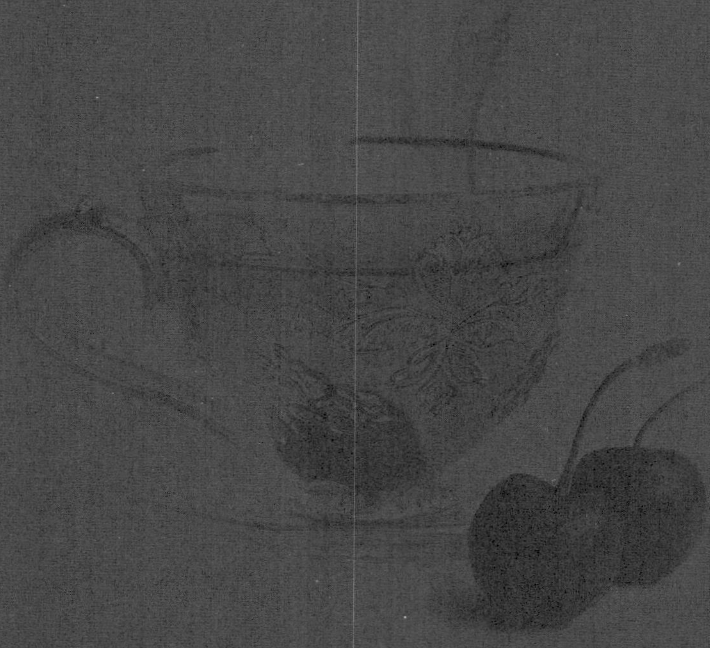

CAPÍTULO 4

DIGA

Fale a ele, hoje, que você cansou.

Diga que você já não aguenta mais ser a única que se esforça por vocês. Abra a boca, diga que você não quer ser mais a única que se doa, corre atrás, pede perdão, tenta, insiste, procura soluções e carrega nas costas o fardo da grande interrogação do que vocês são.

Diga que você está cansada de vê-lo se esquivar das suas perguntas; que suas cobranças estão engasgadas, e o seu psicológico, destruído pela frieza e o estranho temperamento dele, pois uma hora parece te querer, parece querer te amar e tentar, mas em outros momentos finge que não sente nada.

Diga que você espera que ele fale que o que vocês têm é amor. Diga a ele, hoje, que você cansou.

Mande-o olhar dentro dos seus olhos para dizer o que sente. Pois você está desistindo dele – de vocês dois.

E você não deve se sentir nem um pouco egoísta ou precipitada. Só você sabe o que fez para dar certo com ele.

Por mais que você o ame muito, que todo o seu corpo esteja, agora, protestando com dores insuportáveis para que você o deixe ficar na sua vida, para que você tente mais um pouco e não se precipite, apesar de tudo isso, de todas as coisas que você venha a fazer,

talvez abandoná-lo seja a maior prova de amor-próprio que você já tenha se dado.

CAPÍTULO 5

SE TIVER DE SER, SERÁ

**E se não tiver de ser,
não será, acabou.
É simples de entender.**

Você precisa parar de se culpar por todo erro que surgir nos seus relacionamentos. Pode ser que, como você pensava, vocês dois tivessem tudo para dar certo, só não nesta vida. Nunca sabemos sobre a vida do outro, entende?

A gente sempre acha que só existe uma pessoa no mundo que podemos amar. Até encontrarmos outra pessoa. E aí, tudo muda.

Você vai passar a sonhar com ele, sim, mas esperará que ele esteja feliz. Não se prenderá mais no desejo fulminante de que ele te procure em cada mulher que passe pela vida dele.

Você estará satisfeita.

Afinal, o que você acha que é ser normal? É ter uma ferida, fazer um curativo e seguir em frente. Não é assim que funciona? Não é assim que se vive?

Não queira ter todas as respostas, apenas viva esse momento. Desfrute dessa dor e dessa solidão, e se torne uma pessoa que ainda é desconhecida por você.

Orgulhe-se por ter se permitido ficar intacta. Muitas por aí desfalecem e se perdem.

E já chega de culpar a si mesma, pois sua capacidade de sentir não precisa de justificativa ou de perdão.

Amar demais nunca foi o seu erro.

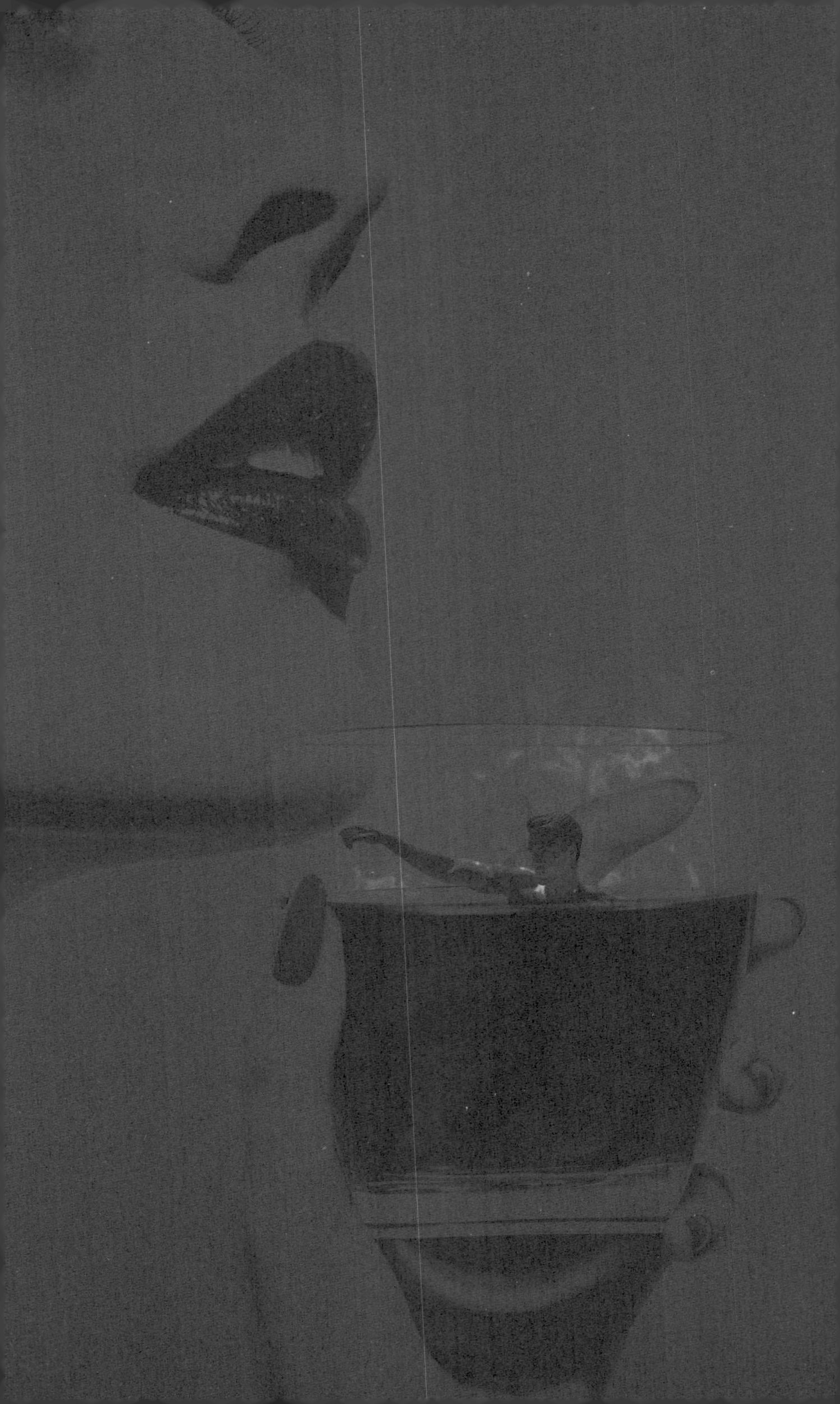

O PODER DO CHÁ DE SUMIÇO

ATO 2

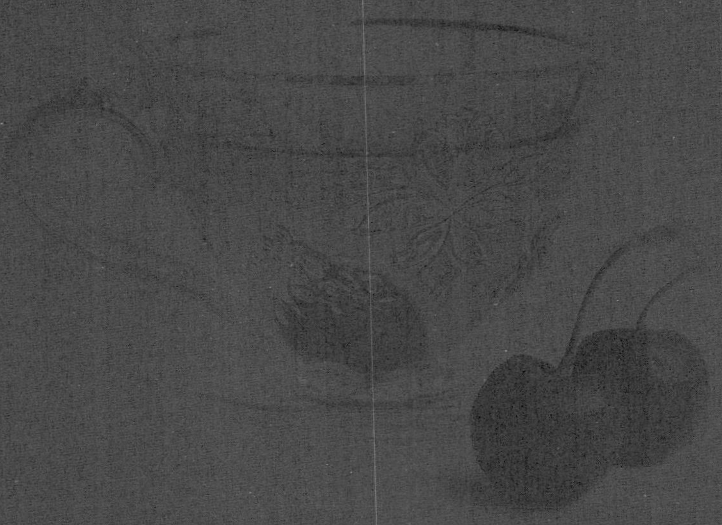

CAPÍTULO 1

POR QUE OS HOMENS SE ATRAEM POR MULHERES RACIONAIS?

A atração entre homens e mulheres é um fenômeno complexo, eu diria. Mas é possível discutir algumas razões pelas quais muitos homens podem se sentir atraídos por mulheres que são racionais e se envolvem intelectualmente com eles. O que eu vou falar é pura generalização, porque não se aplica a todas as pessoas, já que as preferências individuais de cada homem podem influenciar de forma considerável. A atração é composta por um conjunto: inteligência, beleza, cultura, propósito, ideias… tudo está interligado. Porém, a racionalidade faz com que tudo comece. É uma energia de propulsão.

COMPANHEIRISMO INTELECTUAL

A qualidade da interação que você tem com um homem vai ditar se vocês vão ou não ter um relacionamento. Na realidade, é o que dita se vai haver até mesmo um segundo encontro após o primeiro. Para muitos homens, a capacidade de ter uma boa conversa com a mulher com a qual ele está saindo é o que vai fazê-lo pensar se vai priorizá-la, insistir no relacionamento ou dar mais atenção a ela ou não.

É na conversa que ele se sente atraído também, e é com isso que ele vai sentir vontade de te responder mais rápido, puxar assunto, investir em você.

E isso não se baseia apenas na superficialidade de uma comunicação cotidiana, no dia a dia do WhatsApp, mas na profundidade dos tópicos discutidos e na conexão emocional e intelectual que é estabelecida por meio dessas conversas. Ou seja: vocês não podem apenas falar sobre como foi o dia, precisam aprofundar essa questão. Por exemplo: "Meu dia foi bem cansativo, trabalhei demais e fui à academia de noite. Hoje fiz um exercício diferente, que é para ganhar mais resistência. Você já fez? Ele consiste em...". E assim você vai desenvolvendo uma conversa baseada em um assunto que interessa AOS DOIS. Eu usei a academia como exemplo para que você entenda a importância de se aprofundar nas ideias. Nesse contexto, o cara também precisaria gostar de academia ou o assunto não fluiria. É importante que vocês dois tenham ao menos uma coisa muito forte em comum.

Uma mulher que é vista como envolvida de modo racional e intelectual é frequentemente percebida como alguém com quem se pode compartilhar ideias, crenças e valores de maneira significativa.

Essa capacidade de comunicação profunda não apenas fortalece o vínculo entre você e o cara, mas também cria uma sensação de parceria e respeito mútuo.

O que define alguém interessante no âmbito das ideias e do intelecto, fugindo totalmente da aparência? É aquele tipo de pessoa que sabe se comunicar, desenvolver uma ideia a partir de um assunto, debater com argumentos, acompanhar e desenvolver um raciocínio. É alguém com quem você sente que pode conversar sobre qualquer coisa, que ela conseguirá dar o melhor de si para expor sua opinião.

Não estou falando que você deve se tornar uma mulher-maravilha, que fala todos os idiomas do mundo e tem praticamente todas as enciclopédias existentes dentro da cabeça. Estou falando que você deve se esforçar para alcançar a sua melhor versão também dentro do âmbito intelectual. Sabemos que a aparência é importante para a conquista, mas não é ela que mantém uma relação.

E eu sei que você não quer viver apenas transando com um aqui e outro ali. O seu intuito é construir algo duradouro ao lado de alguém.

É importante ressaltar que o âmbito intelectual mencionado não se refere só aos pontos que costumam ser relacionados à inteligência, como matemática e lógica. Existem diversos tipos de inteligência.

O psicólogo e escritor Howard Gardner, por exemplo, delineou sete tipos distintos, os quais estão presentes, em alguma medida, em todo mundo.

A distinção surge no fato de que, em geral, tendemos a manifestar um desses tipos com mais proeminência em relação aos outros.

Assim, segundo Gardner, temos a inteligência:

1. linguística;
2. lógica;
3. motora;
4. espacial;
5. musical;
6. interpessoal;
7. intrapessoal.

Como você notou, há uma variedade de tipos de inteligência, bem como numerosas abordagens para cultivar as habilidades relacionadas a eles. Em termos gerais, é viável adotar certos hábitos saudáveis que favoreçam o desenvolvimento de nossa inteligência em várias esferas. No entanto, antes de entrarmos em detalhes sobre dicas específicas, é fundamental que você compreenda o seguinte: o fator mais impactante no seu desenvolvimento é SAIR DA SUA ZONA DE CONFORTO SOCIAL.

O que isso implica? Sua zona de conforto, ou sua "bolha", representa o seu mundo pessoal, o lugar onde o foco principal está em você mesma e onde você passa a maior parte do seu tempo. Ela é a parte interior que se preocupa com seu bem-estar, sua aparência, carreira e seu prazer pessoal. À primeira vista, essa bolha parece ser positiva, permitindo que você se conecte consigo mesma. No entanto, ela também apresenta desafios; por exemplo, quando há um excesso de busca por segurança ou quando você leva para o pessoal tudo que ocorre ao seu redor.

Tem pessoas que não conseguem sair desse espaço seguro para descobrir o mundo. Suas preferências, seus ideais, sua cultura: nada disso é único. Existem milhões de maneiras de abordar cada uma das coisas que você acredita ser verdade absoluta. Se você não sai dessa bolha, acaba morrendo com seus próprios limites intelectuais. Então, como conversar com um cara se a única coisa que você sabe é aquilo que vive ou viveu? Você não vai saber falar sobre política, filosofia ou sociedade se não pesquisar e estudar esses assuntos.

E se você se encontrar com um homem com uma religião diferente da sua? Como vocês vão ter um tempo de qualidade dentro de uma conversa se você não souber ao menos respeitar a religião dele?

Esse é o ponto da bolha social. E é ela que você precisa furar.

No seu mundo, quando alguém expressa uma opinião diferente da sua, você pode tender a levar isso como uma ofensa ou uma declaração de guerra à sua pessoa, sendo que, na verdade, o outro só está explicando uma ideia dele, que não tem nada a ver com você. No seu mundo, você pode estar extremamente apegada ao conforto e à segurança, de modo a, muitas vezes, prejudicar a própria saúde, como quando não come direito ou não pratica atividade física.

Às vezes, no seu mundo, a insegurança pode reinar. O medo de que os outros não vão gostar do seu jeito ou da sua aparência é algo que pode dificultar seus relacionamentos. Por estar muito confortável em seu mundo, você pode ter medo de arriscar e, consequentemente, de fracassar. Isso, contudo, apesar de te manter numa zona segura, te afasta de novos horizontes e, principalmente, dos seus sonhos. No seu mundo, você quer que as pessoas ajam de determinada forma e, quando isso não acontece, fica irritada ou decepcionada.

Então como estourar sua bolha?

Você precisa romper essa bolha antes que ela se torne sua nova prisão. O primeiro passo consiste em reconhecer a existência de outros universos além do seu. O universo de outras pessoas, suas opiniões, seus desejos e suas vontades. Esteja disposta a ouvir os outros ao seu redor, porque é por meio dessa escuta que você se permite furar a sua bolha segura. Mesmo que o que eles falem te incomode, mesmo que você discorde de tudo. Ouça. Tente assimilar.

Tente entender que nenhuma verdade é 100% absoluta.

Em um nível mais pessoal, é hora de investir em si mesma: deixe de lado a preguiça e adote hábitos saudáveis. Supere seus medos, arrisque mais. A chave para romper com a bolha reside na habilidade de conectar sua vida – e seu mundo – a um propósito maior (como sua própria saúde e seus objetivos de vida) e, por que não, à vida de outras pessoas?

Mesmo que você talvez não queira admitir, todos passamos por momentos em que nos sentimos o epicentro do universo. Contudo, ao lidar com essa percepção, você descobre que nem tudo que as pessoas dizem é direcionado a você, e, acima de tudo, que o mundo não gira ao seu redor.

Em linhas gerais, o crucial é não permitir que esses momentos egocêntricos se tornem um padrão, porque, ao reconhecer que o mundo é um intrincado e infinito conjunto de bolhas, você ganha a maravilhosa oportunidade de apreciar a singularidade de cada uma delas.

E como isso afeta a sua busca por ser mais interessante?

O intuito de falar sobre a sua bolha é te fazer pensar que, fora dela, existe um mundo inteiro que você precisa conhecer.

Isso, claro, se você quiser se tornar uma mulher interessante. E a questão é: como você vai acompanhar uma conversa com alguém que achou interessante, se não entende NADA?

Você tem uma conta no X (antigo Twitter)? Se não, crie sua conta, e comece a pesquisar assuntos relevantes na aba Tendências. Veja o que as pessoas estão falando, discutindo... Tente absorver o máximo de informações possível.

Assista a filmes, séries, documentários. Reserve um tempo para esses momentos.

Como exercício de casa, eu quero que você reserve todos os dias uma hora para ler alguma coisa. Eu sugiro que você leia algum livro, e vou indicar a seguir alguns títulos que vão te ajudar a furar sua bolha social e a expandir seu conhecimento.

1. *Sapiens – uma breve história da humanidade*, de Yuval Noah Harari, oferece uma visão ampla da história da humanidade e de como chegamos até aqui.
2. *Rápido e devagar: duas formas de pensar*, de Daniel Kahneman, explora os processos humanos de pensamento e tomada de decisões, desafiando nossas percepções de como pensamos.
3. *A coragem de ser imperfeito*, de Brené Brown, discute a vulnerabilidade e a importância de aceitar nossas imperfeições, promovendo empatia e autoaceitação.
4. *Compaixão: uma história de justiça e redenção*, de Bryan Stevenson, proporciona um olhar poderoso sobre o sistema de justiça criminal e a luta contra a injustiça.
5. *O poder do hábito*, de Charles Duhigg, explora como os hábitos moldam nossas vidas e como podemos mudá-los para melhor.
6. *O mundo é plano: uma breve história do século XXI*, de Thomas L. Friedman, aborda a globa-

lização e como o mundo está cada vez mais interconectado.

7. *Pequeno manual antirracista*, de Djamila Ribeiro, oferece uma introdução valiosa à luta contra o racismo e como ser um aliado eficaz.
8. *Uma breve história do tempo*, de Stephen Hawking, propõe uma exploração fascinante do universo, da física teórica e das perguntas fundamentais da existência.

Esses livros abrangem uma variedade de tópicos, desde história e ciência até justiça social e filosofia, e podem ser um ponto de partida para expandir seus horizontes e desafiar suas perspectivas.

RESOLUÇÃO DE PROBLEMAS

Muitos caras gostam de mulheres que têm a cabeça no lugar, que sabem resolver problemas na prática e de uma forma que faz sentido. Quando uma mulher mostra que é esperta e lógica, isso costuma chamar a atenção dos homens.

Pense assim: num relacionamento, a vida não é só um mar de rosas, tem altos e baixos e muitos desafios chatos.

E se a mulher consegue lidar com esses problemas de uma forma prática, o cara vê isso como um ótimo bônus. Ele se sente seguro, com alguém confiável ao lado para enfrentar o que vier.

Claro, ninguém quer uma namorada que seja um robô sem emoções, mas é confortável ter alguém que possa ajudar a resolver os pepinos que aparecerem. Acredite, isso pode fazer a conexão ficar mais forte, porque a parceria e a comunicação boa são a base de um relacionamento saudável. Portanto, não é só um clichê dizer que os caras gostam de mulheres inteligentes e práticas – é verdade!

Afinal, um relacionamento não é só sobre momentos marcantes, mas também sobre como vocês enfrentam as questões difíceis. E, veja bem, o fato de uma mulher ser racional e prática pode fazer toda a diferença nesses momentos.

Quando surge um problema, seja relacionado a trabalho, dinheiro ou vida pessoal, ter alguém que pode pensar de forma lógica e ajudar a encontrar soluções é incrível. Os homens sentem que têm uma parceira que não vai entrar em pânico, mas que vai dar apoio e encarar a situação de frente junto a ele.

Além disso, ter uma mulher que é esperta e tem esse jeito prático de pensar pode tornar as conversas mais interessantes. Vocês podem debater sobre coisas importantes, aprender juntos e crescer como casal. Isso mantém o relacionamento sempre estimulante.

Então, resumindo, não é que os caras querem alguém que seja fria ou sem emoções: na real, eles valorizam uma mulher que é inteligente, prática e que pode ser uma parceira de verdade nas horas boas e ruins; alguém que possa construir com eles um relacionamento forte baseado na confiança e no apoio mútuo.

Ser uma mulher resolutiva é questão de ser "mão na massa" quando as coisas se complicam. É se tornar o tipo de mulher que está sempre buscando soluções junto ao cara. E ser essa mulher não é difícil. É nesse ponto que entra a racionalidade.

E como se tornar essa mulher?

Primeiro, você precisa sempre manter a calma. Quando surgir um problema, não entre em pânico. Depois, olhe a situação, quebre-a em partes menores e tente entender qual é o verdadeiro núcleo da questão. Às vezes, o problema não é tão grande quanto parece.

Imagine que o problema é como um grande quebra-cabeça. À primeira vista, ele parece um emaranhado confuso de peças que não fazem sentido algum. O truque para resolvê-lo é começar a separar as pecinhas desse quebra-cabeça, até encontrar o núcleo, a peça central que vai te dar a chave para resolver tudo.

Primeiro, você pega uma peça por vez e a olha bem de perto. Essa peça pode representar um aspecto do problema, como uma preocupação específica ou um obstáculo. Ao examinar cada peça individualmente, você consegue entender melhor o que está acontecendo. Às vezes, quando você faz esse exercício, percebe que aquilo não é tão complicado assim.

Conforme você continuar analisando as peças e entendendo como elas se encaixam, o quadro geral começa a fazer mais sentido. E assim, você encontra a peça central, aquela que une todas as outras: o núcleo do problema. É ela a chave para resolver a questão, pois ela é o ponto crucial que precisa ser enfrentado.

Separar as pecinhas do problema é uma abordagem mais sistemática e tranquila para resolvê-lo. Em vez de ficar sobrecarregada com a complexidade do problema como um todo, você divide em partes menores e lida com todas uma por vez. Isso torna a resolução de problemas mais gerenciável e menos assustadora. É uma forma eficaz de abordar qualquer desafio na vida.

Para ser essa mulher resolutiva, você precisa buscar entender os problemas não apenas no campo individual, mas também como eles afetam a dinâmica da relação. É preciso ter a mentalidade de que, mesmo numa discussão, você não está lutando contra o parceiro, e sim tentando encontrar soluções junto com ele.

Você não precisa ser fria ou desprovida de emoção. Pelo contrário, precisa entender que, ao lidar com desafios, é importante equilibrar a emoção com a razão. Quando surge uma questão no relacionamento, em vez de reagir impulsivamente, você busca compreendê-la, analisá-la e colaborar na busca por soluções.

Estar aberta ao diálogo é fundamental.

Comunicar-se de maneira clara e assertiva com o parceiro sobre como você vê a situação e ouvir ativamente o ponto de vista dele é o básico para uma resolução conjunta. Essa abordagem não só permite que você contribua, mas também te empodera, pois te torna capaz de enfrentar desafios ao lado do parceiro e até mesmo em sua vida pessoal.

Agir assim ainda fortalece a conexão emocional e a confiança. Ao se envolver na busca por soluções, você mostra comprometimento e interesse genuíno em superar desafios juntos. Ao demonstrar capacidade para analisar os problemas de forma ponderada, você transparece segurança e estabilidade. Isso reforça a confiança mútua, pois o parceiro reconhece que pode contar com você para enfrentar desafios sem que as emoções dominem a situação.

NA PRÁTICA

Autoconhecimento e controle emocional

O primeiro passo é desenvolver o autoconhecimento. Se você não consegue reconhecer e compreender suas próprias emoções diante dos desafios, vai continuar a explodir numa discussão raivosa, desabar numa crise de choro ou fugir para se esconder da situação.

Praticar técnicas de controle emocional, como respiração profunda, pausas para reflexão e exercícios de *mindfulness*, pode ajudar a lidar melhor com as emoções intensas quando elas chegarem – e acredite, elas sempre chegam.

Comunicação

É fundamental que você desenvolva a habilidade de se expressar com clareza, de modo a garantir que o parceiro tenha entendido seus pensamentos. Uma mulher que deseja adotar uma abordagem racional na resolução de problemas precisa comunicar suas ideias, preocupações e perspectivas de maneira direta e respeitosa. Além disso, é importante também saber ouvir ativamente, com interesse verdadeiro em compreender o ponto de vista dele.

Análise

Diante de um problema, é útil fazer uma análise ponderada da situação. Em vez de reagir com impulsividade, tire um tempo para avaliar a questão como um todo – entender o quebra-cabeça e as partes, como você já aprendeu, tentando identificar o centro do problema para encontrar soluções mais diretas.

Foco na solução

Em vez de se concentrar apenas nos aspectos negativos do problema, coloque sua atenção nas possíveis soluções. Procure ideias construtivas e crie um plano de ação em conjunto com o parceiro. Manter o foco nas soluções ajuda a diminuir a sensação de desespero e oferece uma perspectiva mais positiva para enfrentar os desafios.

Equipe

Não encare os problemas como algo individual ou até mesmo como algo causado pelo outro; veja-os como desafios a serem superados em equipe.

Ser uma equipe também é saber quando faz sentido abrir mão do controle e deixar o outro agir. Uma mulher racional e resolutiva não é controladora, não tenta sempre ser a dona das soluções e rainha da verdade. Se o homem tem experiência naquela situação ou se você já está lidando com outras questões, acompanhe mais de longe; dê suas ideias, mas não se desgaste tentando guiar cada passo dele.

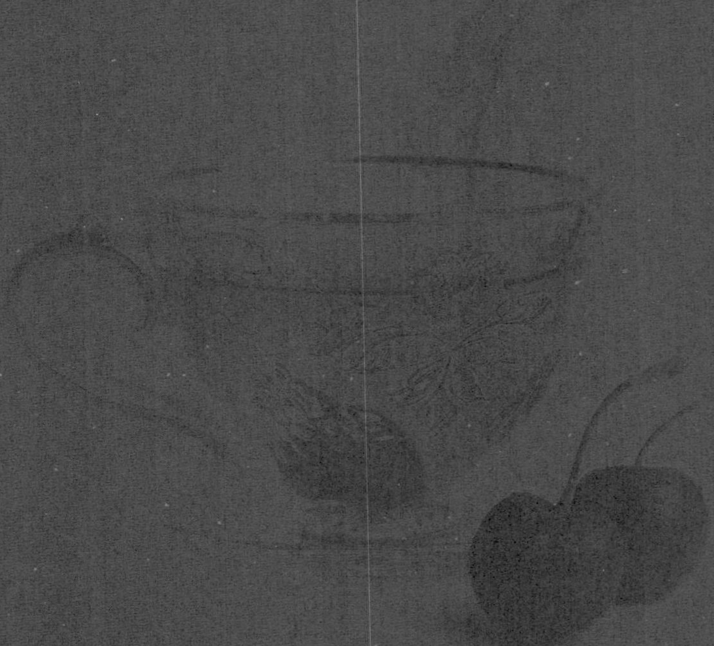

CAPÍTULO 2

POR QUE VOCÊ NUNCA DEVE IR ATRÁS DE UM HOMEM

A conquista nos relacionamentos não se assemelha a uma batalha, na qual um lado avança e o outro recua. Não é um jogo de perseguição, mas sim uma dança sutil e equilibrada entre duas pessoas.

Enquanto demonstrar leves sinais de interesse pode ser o ponto de partida para iniciar a aproximação com alguém, sair abertamente atrás de um cara muitas vezes resulta em um efeito oposto ao desejado. Eu gosto de falar em "caça", mas use esse conceito com cuidado. Pense bem: o que uma criatura faz quando está sendo caçada? Ela vira e corre para o outro lado.

Seu papel aqui é construir uma armadilha, oferecer algo interessante, mas não muito claro, que faça o homem ficar em dúvida e se arriscar. Só quando ele já estiver exposto, vindo na sua direção, é que você vai partir para um ataque mais direto e certeiro.

Se você ainda está na dúvida sobre a importância de agir assim, saiba que, quando uma mulher desvaloriza sua própria dignidade e independência ao perseguir ativamente um homem, ela só atrai aqueles que são inexperientes ou inseguros demais para entrar com ela no jogo.

São esses caras que podem interpretar investidas excessivas como algo satisfatório e prazeroso, pois ainda estão aprendendo a navegar, e precisam de tudo mastigadinho. Me conta: é mesmo esse tipo de cara que você quer acertar? Porque aqueles homens que têm confiança, autoestima e habilidades na arte da conquista não se sentem atraídos por essa abordagem mais agressiva; eles preferem ser desafiados, querem participar ativamente dessa dança em que ambos os lados demonstram interesse sem comprometer a própria integridade emocional.

Para eles, o excesso de atitude pode ser interpretado como um sinal de desespero e insegurança, afastando-o em vez de atraí-los.

QUAL É O RITMO DA CONQUISTA?

É muito fácil eu te falar que você precisa encarar a conquista como uma dança, mas talvez você ainda não saiba quais são os passos, ou qual é o ritmo certo para dar um show.

Esse ritmo é tudo. Ele segue uma série de sinais que apontam o interesse mútuo, fluindo de um lado para o outro. Os sinais mantêm a sincronia e o equilíbrio, criando uma situação em que os dois envolvidos se procuram, se aproximam e finalmente se conectam.

Imagine uma situação na qual uma mulher demonstra interesse sutil em um homem. Se você nem consegue imaginar essa sutileza, então precisa mesmo entender quais são os sinais.

Isso pode ser manifestado por meio de contato visual prolongado, sorrisos sutis, perguntas genuínas sobre os interesses dele ou até mesmo toques leves e casuais. Faça tudo isso aos poucos, seguindo a lógica do mistério e da ambiguidade.

Você dá um passo e deixa ele pensando: "Será?".

Para descobrir, ele vai ter que dar um passo também. É por isso que eu falo em dançar: um vai e o outro segue, ou então os dois vão acabar em lugares muito diferentes. São os pequenos gestos que abrem a porta para a reciprocidade, encorajando o homem a responder de maneira semelhante e dando os próprios sinais de que também está interessado.

O que a mulher deve buscar nesse momento é uma resposta positiva, uma reciprocidade no interesse. Se o homem quiser de verdade, ele responderá de forma similar, mostrando sinais de atenção, fazendo perguntas, mantendo contato visual e até mesmo iniciando contato físico de maneira respeitosa.

Se ele ficar afobado com a sua aproximação, talvez seja um cara mais inexperiente. Algumas mulheres até gostam de brincar com isso, confundindo ainda mais a cabeça do moço e achando graça em deixá-lo maluco. Você decide se quer investir ou se prefere procurar alguém que corresponda melhor.

Por outro lado, talvez o homem não demonstre qualquer reação. Nesses casos, não caia na armadilha de achar que ele está apenas sendo difícil. Pode ser que esse cara esteja preocupado com alguma outra coisa no momento, não tenha se interessado pelos seus primeiros sinais, ou até já seja comprometido com alguém.

É por achar que ele está sendo difícil que as mulheres começam a correr atrás, e é justamente isso que não queremos. Claro, você não precisa desistir na primeira tentativa e pode enviar mais alguns sinais, mas se você ficou ali cinco, dez, quinze minutos, e o homem nem sequer te deu um sorriso, é hora de dar um tempo.

Se isso acontecer num ambiente mais informal – numa festa, no barzinho –, você pode buscar uma nova companhia para aproveitar a sua noite. Caso seja em um lugar que vocês dois sempre frequentam, como o trabalho ou a academia, e você realmente queira se aproximar desse cara, encontre outro momento para testar suas cartas e conferir se a reação dele vai ser mais positiva.

A única coisa certa é que, não importa se você está na balada do milênio ou no batizado da sua sobrinha, minha amiga, VOCÊ NÃO VAI CORRER ATRÁS DESSE HOMEM.

Quando uma mulher tenta avançar rápido demais, pressionando por respostas ou buscando constantemente a atenção do homem, quebra completamente o ritmo da dança.

Se chegarmos a esse momento, você já perdeu, porque, como eu disse, só um cara mais bobinho vai se achar especial com tudo isso. Um homem seguro só vai achar que você está carente, e garanto que ele não quer lidar com isso.

Bombardear o cara com mensagens, invadir seu espaço pessoal sem permissão ou tentar forçar uma conexão imediata vai colocar pressão num relacionamento que ainda nem existe, impedindo que ele tenha a chance de se desenvolver naturalmente. É como usar um caminhão de bombeiro para regar uma planta; em vez de permitir o crescimento dela, você vai matar a coitada.

NÃO CORRA PARA LONGE DE SI MESMA

Nós já vimos vários problemas de correr atrás do homem, e eu ainda nem falei sobre como isso te afeta pessoalmente. Quando a mulher fica obcecada e pensa demais no cara, ela fica mais distante de si mesma, e assim ela vai DESTRUINDO tanto a própria vida quanto as relações que vierem depois.

Ela negligencia outras áreas importantes de sua vida. Suas paixões, amizades, interesses pessoais e até mesmo seu próprio bem-estar emocional podem ser deixados de lado. A imersão completa no mundo de outra pessoa leva ao esquecimento de quem você realmente é, minando sua autoestima e identidade.

Além disso, quando uma mulher se torna excessivamente focada em um relacionamento ou em conquistar um homem, ela coloca uma quantidade enorme de pressão não apenas sobre si mesma, mas também sobre a dinâmica do relacionamento. Assim, é fácil criar expectativas irrealistas e colocar um peso desnecessário sobre o homem. Mesmo que a relação aconteça, ela vai ser marcada por tensões, desequilíbrio e conflitos, deixando os dois infelizes ou terminando de modo catastrófico dali a pouco tempo.

A desconexão de si mesma também afeta a forma como você irá se relacionar com os outros no futuro.

Pode ser que apareça um homem bom na sua frente, mas você estará insegura, ansiosa, carente e colocará toda essa energia para fora, fazendo com que ele corra também.

Quando isso acontece, começa um círculo vicioso de autossabotagem: cada novo fracasso faz você dar ainda mais importância à próxima tentativa, o que vai te fazer agir de forma ainda pior, minando qualquer possibilidade real de sucesso. É por isso que você – ou talvez uma amiga sua (indica o livro para ela!) – fica meses, até anos, fazendo aquele tour de novos amores que nunca dão certo.

Eles acabam, e daí vem o colapso emocional, pois toda a sua identidade e felicidade estavam fortemente ligadas à conquista ou à manutenção desse relacionamento, te deixando vulnerável e devastada quando as coisas não saíram como o planejado.

Ir na direção oposta e se valorizar não é um ato egoísta, é um investimento em si mesma.

É descobrir suas próprias paixões e interesses, é assumir o comprometimento de se tornar a melhor versão de si mesma. Porque, afinal, homens são atraídos por alguém que irradia confiança e independência. Não é à toa que dizem que "a independência é sexy", né?

Se o cara também quiser dançar, ele vai dar sinais claros disso. Ele não vai te fazer correr atrás como se aquela fosse a última chance de ganhar na loteria. E, vamos ser honestos, você merece mais do que um enigma para resolver no sábado à noite.

Quando eles estão na mesma *vibe* que você, quando estão a fim de conquistar, não tem cena de "fuga" ou "corrida para longe". Pelo contrário, é como se tanto você quanto ele estivessem usando a mesma linguagem secreta, sabendo exatamente o que fazer para avançar mais um passo.

E tudo isso começa quando você mergulha em seus próprios interesses, ficando mais intenso quando há respeito pelo ritmo da conquista.

Quando você menos esperar, vai aparecer alguém que não apenas quer dançar com você, mas também sabe a coreografia. É aí que cada passo te faz sair do chão!

CAPÍTULO 3

POR QUE SUMIR? ENXERGANDO A RELAÇÃO COMO OBSERVADORA

No labirinto complexo dos relacionamentos, às vezes dar um passo para trás pode ser o movimento mais estratégico.

"Sumir" não se refere a abandonar o barco, mas sim a navegar por um afastamento intencional e com propósito.

É o ato de dar um espaço consciente ao relacionamento, se permitindo um tempo para respirar fora da órbita do parceiro para se concentrar em si mesma.

O Chá de Sumiço estratégico não é um jogo manipulativo, mas uma pausa calculada para avaliar a situação. Nesse distanciamento, você pode nutrir suas paixões pessoais, reacender amizades e investir em seus objetivos profissionais. Ao fazer isso, você não só demonstra independência emocional, mas também fortalece sua autoestima e confiança, tornando-se ainda mais atrativa dentro da relação.

Esse afastamento vai durar por volta de cinco dias, o que traz um bom equilíbrio – o suficiente para mostrar que não está disponível o tempo inteiro, mas não o bastante para que a coisa esfrie.

Enxergar a relação como uma observadora, em vez de se deixar ser totalmente absorvida por ela, permite uma visão mais racional e equilibrada dos acontecimentos. Essa distância emocional ajuda a mulher a manter o foco em seu bem-estar pessoal, a perceber padrões e avaliar a dinâmica do relacionamento de uma maneira mais objetiva.

O sumiço estratégico não é apenas uma pausa para fortalecer a mulher, mas também para quebrar aquela "neurose" constante de analisar cada movimento do cara. É dar um passo para trás e respirar sem querer dar significado a tudo.

Durante esses dias, a mulher tem a oportunidade de redirecionar seu foco. Ela pode mergulhar de cabeça em seus próprios interesses, hobbies, e comprometer-se com atividades que nutrem sua saúde mental. É o momento de deixar o cara de lado de verdade, sem esperar ansiosamente por uma mensagem ou uma ligação – até mesmo sem correr para contar à amiga tudo que ele fez ou deixou de fazer nesse período!

De novo, para não ter confusão: essa pausa não significa desinteresse ou desapego! Ela é um momento de recalibragem emocional.

É um exercício de confiança, capaz de manter sua vida plena e feliz, sem que você dependa de uma notificação a cada instante.

QUANDO USAR O CHÁ DE SUMIÇO

Sumir pode ser um recurso crucial quando o cara demonstra desinteresse, não parece estar nem aí para você, aparece e some quando bem entende, e, mesmo assim, você continua investindo emocionalmente na relação, persistindo em correr atrás, buscar contato e se esforçar para manter a conexão.

Quando a atenção é unilateral

Se o homem não demonstra interesse genuíno e a interação parece partir predominantemente da mulher, isso é um sinal de desequilíbrio. Nesses casos, o afastamento estratégico pode permitir que a mulher reavalie a dinâmica do relacionamento e se concentre em si mesma.

Quando as iniciativas são sempre dela

Se todas as tentativas de manter o contato, iniciar conversas ou encontrar-se partem sempre da mulher, e o homem não mostra reciprocidade, o afastamento pode servir como um momento de autopreservação emocional.

Quando há desvalorização pessoal

Se a persistência em buscar atenção acaba diminuindo a autoestima da mulher, é hora de dar um passo para trás. O Chá de Sumiço nesses casos permite que ela use o tempo para recuperar sua confiança e perceber seu próprio valor.

Quando a coisa "não engata"

É o caso de ele aparecer e sumir quando bem entende, sempre de um jeitinho casual, sem demonstrar nenhuma vontade de avançar com a relação. Mostre que você não vai estar sempre à disposição para continuar nesse ritmo.

O QUE ESPERAR?

O lance do Chá de Sumiço não é dar uma de mágica e fazer o cara se apaixonar do dia para a noite. Aliás, você nem precisa se preocupar em colocar um feitiço no coração dele, porque quando o homem perceber que está perdendo sua atenção, o normal é que a ficha dele caia por conta própria.

Mas a real é que você precisa mostrar para ele que, por mais que ele fizesse esse joguinho com outras pessoas, com você isso não vai para a frente.

A intenção é fazê-lo compreender que tal comportamento de desinteresse e falta de reciprocidade não será mais tolerado. É uma forma de comunicar, de maneira não verbal, que você não aceita ser tratada assim, que não vai ser deixada de lado nem ter suas emoções desconsideradas.

O objetivo final é estabelecer um novo trato e transmitir a mensagem firme de que você MERECE receber a mesma atenção que dá. Se mesmo assim o cara sumir, sem problemas: temos muitas outras cartas na manga.

O importante é dar um basta na falta de valorização e seguir adiante em busca do que merecemos de verdade.

A OBSERVADORA

A capacidade de se tornar uma "observadora" no relacionamento, mantendo uma visão mais racional, pode ser um superpoder que contribui significativamente para uma compreensão mais clara dos acontecimentos.

Distanciar-se emocionalmente, ainda que apenas por um tempo, tem uma importância que reside na capacidade de oferecer uma visão mais objetiva dos desdobramentos e das dinâmicas da relação. Esse distanciamento permite uma avaliação mais imparcial, menos enviesada pelas emoções intensas que podem obscurecer o julgamento.

Você já deve ter assistido a *O Diabo Veste Prada*. Se não, vá assistir agora! Pensando nesse filme, quero que você compare os papéis de Andrea (Anne Hathaway) e de Miranda (Meryl Streep).

A Andrea está sempre correndo, maluquinha, de um lado para o outro. Ela simplesmente não consegue parar e avaliar a situação para tomar decisões melhores. Na verdade, ela nem consegue obter informação suficiente para saber direito o que está acontecendo naquele mundo em que acabou de mergulhar.

Miranda é o oposto, ela é a DEFINIÇÃO de observadora, sabe o que vai acontecer a cada momento e calcula todos os passos, tanto os próprios quanto os de qualquer pessoa ao seu redor.

Enquanto a Andrea corre e corre para estar disponível sempre que a Miranda precisa, ela não consegue ir para lugar nenhum. Só quando ela está à beira do colapso, mais adiante no filme, é que acaba dando um Chá de Sumiço no trabalho. É meio sem querer, mas o resultado vem mesmo assim, quando ela aprende a observar mais e agir de modo racional.

Você não precisa ser assim o tempo todo, e é por isso que o Chá de Sumiço não dura para sempre. Ser racional, fria e isolada o tempo inteiro também vai afetar a relação, como aprendemos com a própria Miranda, quando o filme nos deixa ver sua vida pessoal.

O importante é saber trocar os papéis, observar com a razão e se entregar à emoção se perceber que é o certo; mergulhar o mais fundo que puder e tirar a cabeça da água para não se afogar. E o sumiço estratégico permite isso.

POR QUANTO TEMPO SUMIR?

Entender a duração adequada do Chá de Sumiço é fundamental para equilibrar a demonstração de independência sem esfriar totalmente a relação, e um período de cinco dias é o ponto de equilíbrio para isso.

Essa janela de cinco dias permite uma demonstração clara de que a mulher está priorizando a si mesma, os próprios interesses e os seus compromissos pessoais, sem ficar disponível o tempo todo. Ao mesmo tempo, não é um período tão prolongado que possa ser interpretado como desinteresse total ou ausência emocional.

E O QUE FAZER NESSE TEMPO?

Durante esse período de afastamento estratégico, é fundamental investir em atividades que promovam seu crescimento pessoal e emocional. É a chance de redescobrir interesses, buscar novas experiências e fortalecer laços que muitas vezes ficam em segundo plano quando você está afogada em um relacionamento.

Investir em hobbies

É o momento de resgatar aquelas paixões esquecidas ou até mesmo descobrir novos hobbies. Seja pintura, música, esportes ou culinária, mergulhar em atividades que tragam prazer e satisfação pessoal é essencial para se reconectar consigo mesma.

Dedicar tempo aos amigos e familiares

Valorizar e fortalecer as relações com amigos e familiares é revitalizante. Encontros, conversas e momentos compartilhados com pessoas queridas trazem conforto emocional e suporte durante esse período de autoconhecimento.

Focar metas profissionais e pessoais

Definir metas claras, tanto no âmbito profissional quanto no pessoal, é uma excelente maneira de direcionar energia e foco. Este também é um momento para investir em cursos, projetos pessoais ou buscar crescimento na carreira.

Esbaldar-se

Evoluir é sempre muito bonito, mas você também pode aproveitar os dias de sumiço para sair sozinha ou juntar as amigas e os amigos numa boa farra.

Se você quiser dar uma "cutucada" a mais no cara, pode até ir àqueles lugares que ele não gosta muito ou aonde você já o convidou para ir, mas ele nunca quis.

Você não vai comentar nada com ele, mas vai postar aquela foto de lei para mostrar que foi e deixar bem claro que, se ele não te acompanha, você está mais do que disposta a ir por conta própria!

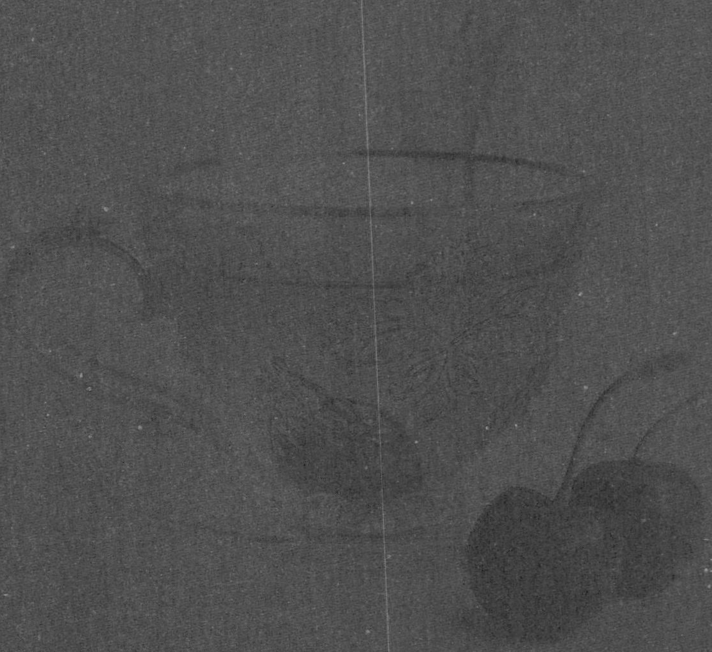

CAPÍTULO 4

FICANTE É FICANTE

NÃO O TRATE COMO NAMORADO

Muitas vezes, em meio ao turbilhão de sentimentos e expectativas, é comum que as linhas entre um relacionamento casual e um compromisso mais sério se tornem um tanto borradas. Enxergar essas fronteiras vai salvar sua vida, impedindo que você mergulhe de cabeça numa relação superficial e sofra com:

Emoções não correspondidas

O investimento emocional desproporcional vai resultar em sentimentos não correspondidos. Enquanto uma parte se entrega mais profundamente, a outra não está no mesmo nível, causando desequilíbrio emocional.

Perda de oportunidades reais

Ao focar inteiramente uma relação superficial, a mulher pode deixar de aproveitar outras oportunidades mais interessantes. Isso é prejudicial no âmbito pessoal, afastando homens que talvez quisessem mergulhar com você, e até mesmo em outros campos, limitando as possibilidades de crescimento e experiências enriquecedoras para sua vida.

Expectativas não atendidas

Aprofundar-se sozinha em uma relação que não vai adiante pode levar a expectativas não atendidas. Se a mulher projeta um futuro mais sério sem o alinhamento do parceiro, é provável que ela se sinta desapontada quando essas expectativas não forem cumpridas.

Desgaste emocional e perda de autoestima

Investir desproporcionalmente em um relacionamento que não evolui quase sempre vai levar a um desgaste significativo da sua autoestima. A falta de reciprocidade pode minar o valor que você atribui a si mesma, levando a sentimentos de inferioridade e autocrítica.

A realidade é que uma relação casual, marcada pela leveza e ausência de compromissos profundos, é bastante diferente de um relacionamento sério e comprometido. Por si só, não existe nada de errado com uma ficada, ou com várias, para quem se anima com a coisa – desde que você reconheça esse tipo de relação pelo que é. O grande ponto aqui é compreender as diferenças entre essas dinâmicas e jamais confundir uma com a outra.

Talvez seja normal, quando as coisas passam da primeira noite, criar expectativas que possam ultrapassar os limites do relacionamento casual. Porém, é crucial manter a clareza nesse cenário para evitar confusões e decepções.

Ou seja, é preciso identificar as nuances entre um relacionamento leve e uma conexão que aponta para algo mais sério.

Não se trata de desvalorizar o relacionamento casual, mas de reconhecer as diferentes camadas de compromisso e entender que cada tipo de conexão tem seu próprio lugar e valor.

QUAL A DIFERENÇA?

A primeira coisa que você tem de aprender é testar a profundidade da água antes de se jogar. Coloca só a pontinha do pé e vai conferindo aos poucos, para saber se é confiável mergulhar ali.

Observe como esse cara se conecta emocionalmente com você. Se ele parecer não estar tão envolvido, mantiver certa distância, for frio, ou não demonstrar interesse real em conhecer seus sentimentos mais profundos, é um sinal de que a relação pode ser mais casual.

É claro que alguns homens são mais quietos e não conversam tanto assim, e você não precisa ter uma D.R. todo dia para saber que é sério, mas se ele NUNCA quiser falar sobre nada importante, vai com cuidado.

Muita gente se confunde aqui, porque o cara pode até conversar bastante, mas só sobre coisas mais casuais, como o esporte que ele gosta, as coisas engraçadas que viu na internet, as festas que vocês frequentam, e por aí vai.

Experimente falar sobre alguma coisa que ele fez e você não gostou (sem atacar, só comentando) e veja qual é a reação dele. Um homem que está disposto a ter um relacionamento mais sério com você pode até ficar meio incomodado, mas vai se esforçar para ouvir e dar uma resposta minimamente decente.

Se ele está decidido a ser só ficante, é capaz até de fingir que nem ouviu, ou então vai dizer que você não entende as coisas direito, ou virar o jogo e sair com raiva. Em todos os casos, ele vai cortar a conversa o mais rápido possível, correndo da profundidade.

Outro caminho é falar sobre planos e futuro. Não precisa tentar marcar a data do casamento com o cara que você conheceu mês passado, mas tente fechar algum compromisso que não leve diretamente à ficada ou ao sexo. Pode ser um almoço, um programa de natureza, ou qualquer outra coisa que faça sentido para você e tenha mais cara de namoro.

Pode ser que na primeira tentativa ele realmente esteja ocupado e não tope a data. Porém, se isso persiste, e ele só nega, sem nem dar uma alternativa, com certeza ele não vê essa relação como um possível namoro.

Você também pode ficar de olho naquela atitude clássica de nunca te levar para conhecer outras partes da vida dele. Este é um indicador claro de distanciamento emocional: ele não compartilha detalhes sobre a própria rotina, não te apresenta amigos nem te leva para qualquer lugar que costuma frequentar sozinho.

Essa falta de abertura para te integrar na vida dele pode sugerir que ele está se resguardando emocionalmente, evitando criar quaisquer laços que possam complicar uma possível separação no futuro.

Outra possibilidade é que ele tenha medo de que você encontre algo de ruim na vida dele – sejam outras ficantes ou até algum amigo que fala muito e pode entregar os podres.

Mais uma vez: coloca a pontinha do pé na água e lança algum convite como se não fosse nada. Sugira que ele chame um casal de amigos para saírem os quatro ou pergunta quando ele vai te levar naquele lugar que sempre frequenta, e veja como ele reage.

Como em todos os outros casos, talvez exista um motivo real para ele negar na primeira vez, mas se a coisa nunca vai adiante então é muito provável que a relação também não vá.

CLAREZA SEM DRAMA

Quando o assunto é relacionamento, definir limites logo de cara é como ter um mapa na mão – evita muita confusão no caminho. É crucial deixar claro desde o princípio o que você espera da relação. Essa clareza é como o GPS, direcionando ambos sem rodeios, evitando que expectativas desencontradas causem problemas.

Ter aquela conversa franca sobre o que você busca e o que não está a fim de encarar no relacionamento é essencial.

Esses momentos permitem acertar as coordenadas, para que ambos estejam na mesma sintonia, evitando qualquer vaivém emocional.

A melhor parte é que essa conversa não precisa durar várias horas nem ser carregada por dramas. Basta chegar e dizer: "O que eu quero é isso, e você?". Tanta gente sofre com medo dessa hora e, para evitar alguns instantes de vulnerabilidade, acaba se expondo a meses ou anos de sofrimento, incerteza e frustração.

TRATE POR IGUAL

A dica principal sobre como lidar com ficante ou namorado é tratar o homem do mesmo jeito que ele te trata, mantendo as coisas em equilíbrio e agindo com a razão.

Você não liga nem manda mensagem porque sentiu saudade, a menos que ele também faça isso. É lógico que a emoção existe, mas ela vem em último lugar, ela só entra em ação quando a razão permite. No fim das contas, você nem sente saudade dele – o cara não resolve seus problemas, não paga suas contas, não tem um pau de ouro, ele é só um cara, então saudades do quê?

O que você sente nessa hora é vontade de receber atenção, e para isso existem muitos outros iguais ou até melhores do que ele, que até já te deram sinais, mas você ignorou porque estava tratando o ficante como namorado.

Quando rola atenção da parte dele, está liberado retribuir. Se ele mandar mensagem, você responde de boa, no mesmo tom, sem deixar o emocional dominar. A chave aqui é agir na mesma medida, mantendo um equilíbrio saudável.

Agora, se pintar aquela sumida do nada por parte dele, fica de boa também. Agir da mesma forma, dando um passo para trás, sempre coloca a situação a seu favor, mas agir impulsivamente ou correr atrás quando ele some é abrir a guarda, se deixando vulnerável e desestabilizando a sua posição no jogo.

E olha, por mais que você não encare os relacionamentos como um jogo, a verdade é que, na maioria das vezes, eles seguem essa dinâmica. Se você apenas reage sem pensar com estratégia, fica presa às regras que o homem estabelece. Porém, quando você passa a entender o jogo e agir de forma consciente, você se torna capaz de assumir o controle e moldar a dinâmica do relacionamento de acordo com as suas vontades e necessidades.

Entenda que ele é só um ficante, não é o grande amor da sua vida. Não tenha pena de encarar a situação dessa forma. Você não precisa ser manipuladora ou insensível, mas tem que entender as regras do jogo e tomar decisões conscientes sobre como quer agir.

É mais sobre ter controle das próprias ações do que sobre tentar controlar as dele.

Assim, você mostra que não vai ser só mais uma, e se coloca como uma pessoa que ele precisa conquistar, se quiser.

Independentemente do que você faça, o cara com quem você está ficando já está jogando com você, o tempo inteiro, e ele vai te engolir se você não fizer nada a respeito.

A questão aqui é: você vai continuar sendo apenas uma peça no tabuleiro dele, ou se tornará uma jogadora capaz de escolher seus próximos movimentos?

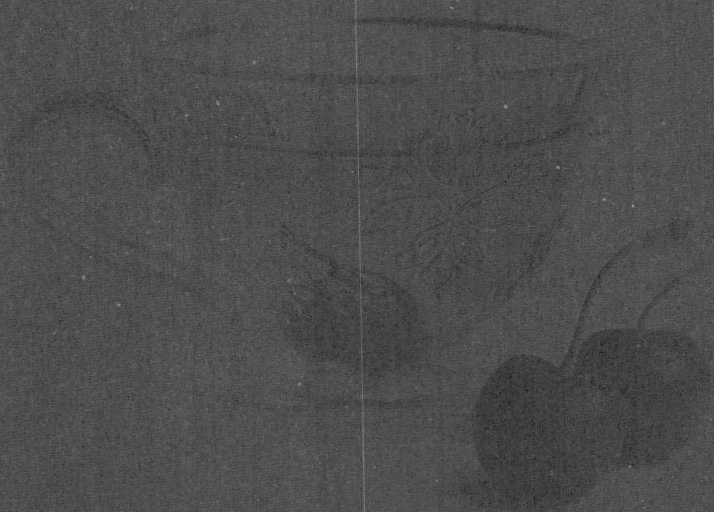

CAPÍTULO 5

COMO GIRAR A CHAVE DE INTERESSE NOS HOMENS?

Quando se trata de despertar o interesse dos homens, existe uma série de chaves que podem abrir as portas para uma conexão mais profunda e significativa. O campo da atração e do interesse é um terreno complexo, mas compreender como avançar é possível e pode fazer toda a diferença na sua vida.

Vamos explorar estratégias e ideias que têm o poder de capturar a atenção dos homens. Partindo da importância da autoconfiança e indo até o valor da comunicação assertiva e do desenvolvimento pessoal, você vai desvendar os segredos para criar uma aura de interesse genuíno.

Não se trata apenas dos "truques" de sedução, mas sim de descobrir como ser autêntica, confiante e atraente por ser você mesma. Você precisa entender o que realmente desperta o interesse masculino e como utilizar esses elementos de forma positiva, sem perder sua autenticidade.

O FOCO É VOCÊ, NÃO ELES

O primeiro passo para despertar o interesse dos homens está no seu espelho. Gostar do que você vê, acreditar em si mesma e irradiar autoconfiança são elementos essenciais que têm um poder magnético sobre o interesse masculino.

Quando uma mulher se sente confiante vestindo a própria pele, ela transmite uma energia contagiante, um tipo de aura que chama a atenção.

É como se a confiança fosse um perfume capaz de atrair olhares. Homens são naturalmente impactados por mulheres que se sentem bem consigo mesmas, que não dependem da validação externa para se sentirem donas do lugar.

Quando uma mulher sabe o que quer e se expressa de forma autêntica, se torna IRRESISTÍVEL para os homens que valem a pena. Além disso, a autoestima ainda é um ímã para relações saudáveis. Mulheres que se valorizam não aceitam menos do que merecem, e isso transparece em suas interações.

Nenhuma mulher deve ficar com um cara se ele não é capaz de dar nem mesmo o que você conseguiria sozinha.

SEJA ASSERTIVA, MAS NÃO ENTREGUE TUDO

Ser assertiva e direta é uma qualidade admirável, especialmente quando se trata de estabelecer limites, comunicar desejos e expressar suas opiniões. No entanto, quando se trata de despertar o interesse dos homens, manter um certo mistério pode ser a chave para estimular a curiosidade deles.

Quando você se posiciona com clareza, demonstra segurança em si mesma e em suas escolhas. Isso é atraente, sem dúvida. Porém, é igualmente importante não revelar tudo de uma vez.

Deixar um pouco para a imaginação vai criar uma tensão agradável, instigando o interesse dele.

Ao expor todas as suas intenções ou revelar todos os seus sentimentos de uma vez, você elimina o elemento de descoberta. É como saber o final de um livro antes mesmo de começar a ler: perde a graça. Manter um ar de mistério, por outro lado, é como oferecer uma história intrigante: ele vai querer continuar lendo para descobrir o que vem em seguida.

Como em tantas coisas na vida, o segredo aqui é saber equilibrar o jogo: ser direta nas suas intenções, mas sem entregar todos os detalhes de uma vez.

ATITUDE E ENERGIA

Não subestime o poder de uma atitude positiva e uma energia contagiante.

Elas criam um ambiente agradável que naturalmente atrai pessoas para perto de você.

Isso até transcende os relacionamentos e pode criar boas amizades ou abrir portas na sua carreira. Mas como é de conquista que estamos falando, é importante você entender que uma vibração alta vai colocar os homens no mesmo estado, e se eles sentem que estão bem, que estão energizados, quando estão na sua presença, é óbvio que vão querer passar mais tempo perto de você.

É claro que nossa vida tem momentos mais desanimados, e você até pode querer buscar um parceiro para todas as horas, que te acolha quando as coisas derem errado, mas não é isso que vem à frente no momento da conquista.

Vamos ser honestos? Você também pode até cuidar do cara, ajudar nos momentos complicados, mas se na primeira vez em que conversa com o fulano ele só fala de problema ou fica meio distante e não se envolve nos assuntos, você não vai querer uma segunda dose.

Isso, inclusive, nos leva à próxima dica, que é...

DEMONSTRAR INTERESSE GENUÍNO

Quando se trata de criar laços significativos com os homens, demonstrar interesse genuíno desempenha um papel crucial. Mostrar interesse real nas conversas e interações vai além das palavras – isso cria uma conexão verdadeira.

Quando você demonstra interesse genuíno, está deixando claro para o homem que realmente se interessa por suas experiências, pensamentos e sentimentos.

Essa atitude cria uma atmosfera de confiança e reciprocidade, na qual ele se sente valorizado e aberto para também querer te conhecer melhor.

É claro que nem todo cidadão vai agir dessa forma, e muitos só querem falar, falar, falar. Cabe a você saber medir as coisas e perceber se, mesmo demonstrando interesse na história dele, ele te corta ou foge do assunto quando chega a sua vez de dizer algo.

Enquanto você está ouvindo, fazer perguntas, prestar atenção às respostas e participar com opiniões que somam à conversa demonstra que você se importa com o que ele tem a dizer. Isso, aos poucos, também constrói uma conexão mais profunda, na qual os dois se entendem.

Não é preciso fingir que gosta de uma coisa se você detesta – nem pense em se diminuir a esse ponto –, mas mostre respeito e interesse pelo que é importante para ele.

CUIDADO COM A DISPONIBILIDADE

É fácil cair na armadilha da disponibilidade constante, mas é importante lembrar que um pouco de distância pode ser crucial para manter o interesse e estimular o homem a te procurar.

O excesso de disponibilidade transmite a mensagem de que você está sempre ali, pronta e esperando.

É claro que isso vai diminuir o senso de urgência ou de conquista para ele.

Por outro lado, criar um pouco de espaço pode despertar a curiosidade e o desejo de te procurar.

Não é à toa que eu falo sobre o poder do Chá de Sumiço, e vou repetir quantas vezes você precisar ouvir!

A estratégia não é desaparecer por completo, mas sim dar um passo para trás de vez em quando. Isso pode significar diminuir a frequência das mensagens ou não estar sempre prontamente disponível para se encontrar com ele.

Talvez você até possa marcar naquele horário, mas finge que não e propõe um outro momento, porque assim você está dizendo: "Olha, meu querido, eu não tenho todo o tempo do mundo para você, mas posso te ver no sábado à noite, e agora é você quem precisa dar um jeito de se encaixar nessa agenda".

Quando você se torna um pouco mais inacessível, ele pode sentir sua falta e começar a se perguntar sobre você. É nessa hora que ele vai entrar no seu Instagram e ver se tem algo novo ou mandar uma mensagem no seu WhatsApp, e aí você já assumiu o controle da situação.

MELHORE SUA VIDA

Quando a sua vida está repleta de interesses, paixões e atividades que te completam, o tempo gasto pensando nas respostas ou nas interações com um homem se torna menos relevante, e você abre espaço para que ele venha te procurar. Uma vida rica e preenchida te coloca em um estado mental em que as mensagens e curtidas não são o centro do seu universo.

Quanto mais envolvida você estiver em atividades que te apaixonam, menos tempo sobra para se preocupar com os joguinhos dele.

Você tem que criar um mundo tão empolgante e cheio de possibilidades, que a sua atenção naturalmente se disperse para outros aspectos de igual importância da vida.

Além disso, uma vida interessante é atraente por si só. Quando um cara percebe que você tem essa rotina vibrante e cheia de realizações, ele é instigado a fazer parte do mundo que você construiu. É como se ele visse em você um convite para se juntar a algo que já é incrível, se motivando a dedicar mais esforço para se encaixar nesse universo.

Quando a mulher age dessa forma, ela ainda cria um filtro para afastar o homem ruim.

Se o cara for muito bobinho para acompanhar o seu ritmo ou se for um desocupado que não avança na própria vida, ele vai ter até medo de se aproximar tentando alguma coisa.

Isso facilita a sua vida, porque você só vai precisar lidar com homens de mais valor, que também construíram uma vida interessante, que cuidam de si mesmos, têm um futuro pela frente e veem a sua companhia como uma parte interessante desse futuro.

Todas essas peças, encaixadas no lugar certo, fazem você se tornar uma conquista atraente para os homens que você realmente quer atingir. Em vez de estar sempre à disposição, para ele pegar e largar quando quiser, você se coloca num lugar mais alto, e faz com que ele tenha que se esforçar para subir ali ou então abaixar a cabeça e partir para uma opção do nível dele – e aí, não é exagero dizer que você ganhou um LIVRAMENTO!

CAPÍTULO 6

O QUE FAZ UM HOMEM PRIORIZAR UMA MULHER E INCLUÍ-LA NA SUA VIDA?

Antes de explorar os comportamentos para se tornar prioridade na vida de um homem, você precisa considerar quem merece receber essa atenção e investimento emocional. Não é sensato DESPERDIÇAR ENERGIA com alguém que mostra uma postura dispersa, flertando com todas as mulheres, sem um pingo de compromisso ou lealdade.

COMECE PRIORIZANDO VOCÊ MESMA

Deparar-se com um homem que distribui atenção como se fosse confete em festa é sinal de alerta.

Se você vê um homem que fala com todas, segue todas, curte as fotos de todas, dispara gracinha com todas, não queira entrar numa neura de conquistá-lo para aumentar seu ego ou provar alguma coisa para alguém.

Mesmo que ele pareça incrível à primeira vista, que ele seja lindo, interessante, herdeiro, esse tipo de homem pode ser um verdadeiro desafio emocional. Ele vai abalar as estruturas da sua mente. Se em um dia ficar com ele parece um sonho, no dia seguinte já vai se tornar pesadelo.

Esse cara tem o poder de transformar a mulher mais tranquila em uma criatura ansiosa e desconfiada, minando a sua segurança e estabilidade emocional. Você pode ser calma e centrada hoje, mas passe uma semana com um homem assim e logo, logo, você ficará paranoica, medindo cada passo que ele dá – e aí ele venceu, porque esse é o jogo de homens assim!

Antes de pensar em ser prioridade na vida de outra pessoa, você deve garantir que você mesma esteja sendo prioridade na sua.

Garanta que esteja se mantendo estável e guardando suas cartas para jogar com quem merece o esforço.

Como eu já deixei bem claro antes, você não vai correr atrás dele. Seja RACIONAL e NEUTRA. Faça com ele o que ele está fazendo com você.

Ele não demonstra interesse? Tudo bem. Ele decidiu flertar por aí? Ok. Até mesmo se ele estiver investindo tempo e dinheiro para dormir com outras mulheres: sem problemas. Mas e se, eventualmente, um cara interessante demonstrar atenção e desejo por você? Aí sim, você DECIDE se quer retribuir.

Isso não é sobre orgulho ferido ou joguinhos. É sobre manter sua própria integridade emocional, ser capaz de lidar com situações nas quais o que ele faz ou deixa de fazer não afeta drasticamente sua estabilidade emocional.

OS MITOS QUE VOCÊ PRECISA ESQUECER

Há muitas mentiras enraizadas sobre como conquistar e manter um homem, mas a realidade muitas vezes é bem diferente. Tratá-lo com excessivo cuidado ou ser complacente não é garantia de compromisso, de que ele irá te assumir.

Ser uma "mulher troféu", que valoriza em excesso, infelizmente não previne decepções.

Talvez ele até fique com você, mas aí, já sabe: vai ser para ocupar o velho papel de bela, recatada e do lar. Isso acontece porque ele não se interessou por você como MULHER, só como alguém para cuidar da casa, e ele vai sair em busca de outras mulheres para satisfazer as demais necessidades que tem.

Não quero dizer que a traição é culpa sua, porque nunca é. O alerta que dou aqui é de que tudo funciona dentro de um sistema com regras muito claras. Se algo acontece 999 vezes de uma mesma maneira, você não deve tentar a milésima achando que o resultado seria diferente.

E O QUE REALMENTE FUNCIONA?

Para começar, todo homem gosta de um bom desafio. A mulher que não se expõe totalmente e guarda um certo "mistério" para ele desvendar é atraente porque fica na mente dele mesmo quando está longe – e isso, para ele, é o maior sinal de interesse possível.

Ser desafiadora cria um ar de intriga que instiga a curiosidade masculina.

Ao não revelar todos os detalhes de imediato, você oferece uma chance para que ele descubra mais ao longo do tempo. Essa atitude não apenas mantém o interesse dele, mas também aumenta o valor percebido, já que o mistério pode despertar nele o desejo de conquistar e descobrir mais sobre quem você é.

Você deve fazer comentários ambíguos com muita sutileza, de uma forma que pareça até inocente, pois isso o deixa ainda mais confuso.

A missão é fazer o homem ir dormir com a dúvida na cabeça: "O que ela quis dizer?", "No que ela estava pensando?", "Quando ela vai explicar essa história?".

Essa atitude vai deixar um terreno alugado e muito bem demarcado na mente do homem, em uma área onde outras mulheres não vão conseguir construir nada. Se você fizer direitinho, ele já vai chegar em casa mandando uma mensagem pra tentar conseguir mais algum detalhe, porque sem isso a ansiedade não vai deixá-lo em paz.

Perceba que você está controlando a situação, mas ele não sabe disso. O homem quer o desafio para sentir que realmente obteve uma conquista ao encontrar a resposta. É parte do instinto dele. Se estiver muito fácil, ele pode até pegar e usar, mas não vai fazer diferença, não vai se tornar uma PRIORIDADE nos planos dele.

Cuidar de si mesma também é uma peça fundamental no quebra-cabeça da conquista. Autoestima elevada, confiança e cuidado são atributos atrativos.

Quando uma mulher se valoriza e se cuida, transmite ao outro a mensagem de que ela se considera DIGNA de amor e respeito. Isso não apenas a torna mais atraente aos olhos de um homem, mas também fortalece a sua capacidade de estabelecer limites saudáveis e escolher relações que verdadeiramente a enriqueçam.

O homem que só está para brincadeira vai correr, procurando alguém que não se cuida tão bem e é mais fácil de manipular. Vão sobrar apenas os homens que você quer mesmo atrair, e eles vão se sentir ainda mais interessados em receber sua atenção.

Lembre-se: investir em si mesma não é apenas sobre a aparência física – embora cuidar da beleza seja sempre importante. Trata-se também de nutrir a mente, o espírito e as emoções. A busca por interesses pessoais, hobbies, momentos de lazer e autocuidado são atos de amor-próprio que irradiam confiança e autonomia. De quebra, eles ainda abrem novas oportunidades para conhecer um cara com os mesmos interesses que você, fugindo um pouco das baladas e dos barzinhos onde só estão os mesmos rostos de sempre.

Além da postura ambígua e do cuidado consigo mesma, é essencial para uma mulher ter uma vida independente, repleta de experiências e interesses próprios. Essa vida rica e multifacetada aumenta o seu próprio bem-estar, e também expande suas habilidades de comunicação e suas perspectivas em relação aos outros.

A mulher independente e multifacetada não está limitada a apenas falar sobre tópicos superficiais ou centrados na conquista imediata. Ela tem uma variedade de experiências, conhecimentos e *insights* que tornam as conversas mais enriquecedoras e significativas. Isso faz um cara interessante querer ficar mais tempo com você depois do sexo e te levar para os ambientes que ele frequenta, porque você vai fazer bem para a imagem dele.

Ao investir em si mesma, cultivar paixões e conhecimentos diversos, essa mulher se torna capaz de contribuir com uma variedade de tópicos de maneira envolvente e inteligente. Ela se torna alguém com quem ele pode compartilhar e aprender coisas novas, tornando-se uma presença valiosa em sua vida.

O homem vai voltar para casa e vai se lembrar de algo que você disse. Nesse momento, é claro, ele vai estar se lembrando de você. E se o assunto o fez de fato pensar em algo novo, então isso quer dizer que você acrescentou mais um elemento à sua aura de desafio, porque agora ele vai querer responder à altura quando te encontrar de novo.

Veja como, em síntese, atrair um homem vai muito além de apenas gastar seu tempo e esforço para conquistá-lo. Na verdade, ele nem é o foco.

O foco deve ser você mesma, o seu próprio crescimento, desenvolvimento e bem-estar.

A chave está em ser uma pessoa independente, confiante e envolvente, com uma vida enriquecida por uma variedade de interesses e experiências. Você deve cuidar tão bem de si mesma quando está solteira, que começa a pensar se vale mesmo a pena atrair um homem – e, nessa hora, você só vai se aproximar dos melhores.

Ao investir no autocuidado, na autoestima e em uma vida independente, a mulher se torna uma fonte de atração natural.

Ela cria um magnetismo que é muito, mas muito mais poderoso do que a busca ativa por conquistar alguém. Sua presença se torna VALORIZADA pelo que acrescenta em qualquer ambiente.

Assim, você se torna capaz de atrair naturalmente o outro, oferecendo um excelente equilíbrio entre a beleza exterior e a interior, com uma personalidade profunda e experiências que cativam e deixam uma impressão duradoura. Isso tudo faz esse homem chegar na casa dele preocupado, coçando a cabeça e tentando descobrir como vai te agradar no próximo encontro. É aí que você se torna uma prioridade: primeiro nos pensamentos dele e, depois, na vida.

CAPÍTULO 7

COMO LIDAR COM UM HOMEM INDECISO, CONFUSO OU AFASTADO?

Por que o infeliz que estava ali até ontem te dando atenção, aparecendo, respondendo, fazendo promessas, de repente sumiu do nada, sem dar satisfação?

Por que ele fica com gracinha e nunca te assume de vez?

A indecisão masculina parece um labirinto confuso para quase todas as mulheres. Às vezes, parece que o homem está preso entre dois mundos, incapaz de tomar uma decisão clara sobre o relacionamento.

A razão principal para essa indecisão é o medo que ele tem de deixar a vida de solteiro para trás.

Isso mesmo. A vida que ele tem hoje é confortável, e por isso o cara fica sempre com um pé atrás, com uma carta na manga, incapaz de entrar de cabeça num relacionamento sério.

É algo que não tem muito a ver com você nem com qualquer outra mulher. Ele tem um interesse momentâneo por você, te conquista, te leva a idealizar um relacionamento, e depois dá para trás de uma hora para outra, fica frio, indiferente, some aos poucos.

Claro que ele pode estar indeciso de verdade, sem saber o que é melhor. Contudo, se for esse o caso e ele estiver agindo de boa-fé, não vai desaparecer sem dar satisfações. Quando ele some, para de responder ou só fica dando desculpas, é porque não está pronto para assumir um compromisso sério.

Você quer uma resposta clara, mas ele não vai terminar, não vai dizer que não te quer. Ele não tem coragem para isso e simplesmente não vai dar satisfação.

Em vez de encarar a situação de frente, falar o que pensa e te dar uma chance de responder, é mais fácil para ele se distanciar sem explicação e sem se preocupar com o quanto você vai ficar confusa ou insegura em relação a tudo isso.

É mais cômodo deixar a mulher na geladeira, esperando caso ele não tenha nada melhor para comer depois.

Pensa naquele prato que você preparou no almoço de domingo e era tão gostoso que você guardou um pedaço para segunda; mas aí apareceu uma coisa mais fresca na sua frente e você comeu; na terça, a mesma coisa; e quando viu, já era sexta, e o pratinho da geladeira estava começando a mofar.

A cena é feia mesmo, mas eu não falei isso para te diminuir. É você que decide se vai ficar ali mofando ou se vai sumir também e procurar uma boca melhor.

Se ele sumir, faça o mesmo. Quem liga e manda mensagem cobrando é o banco.

Quando ele decidir te procurar na geladeira, você não vai mais estar lá, e ele que sofra com as consequências. Talvez ele até fale com você e tente marcar alguma coisa, mas você não é iFood para matar essa fome na hora em que ela aparece.

Nesses momentos de incerteza ou afastamento por parte de alguém, é indispensável manter a calma e focar o controle emocional. É normal ficar confusa ou até magoada, mas agora que você já entendeu por que o homem age assim, pode evitar o impulso de ir atrás dele ou até de começar uma briga.

Respire fundo, mantenha a calma e se concentre na sua própria cabeça.

Reconheça que, na maioria das vezes, tentar forçar uma decisão ou buscar respostas imediatas de outra pessoa não dá resultado.

No fim das contas, você nem deveria querer isso. Se ele não é capaz de tomar uma decisão, é ele quem perde. Você está construindo a sua vida, está se tornando uma mulher cada vez mais interessante e atraente. Um cara mais esperto vai perceber isso, vai aproveitar a oportunidade que o bobão deixou escapar porque não se decidiu.

Não gaste um pingo da sua energia com alguém que está se distanciando – ou, se gastar, que seja para deixá-lo ainda mais longe. Você não é a mãe desse cara nem a professora dele para explicar por que ele deveria agir dessa ou daquela forma. Invista esse tempo nos seus gostos, em cuidar de si mesma, em conhecer outras pessoas e se divertir com elas.

É normal que as experiências negativas possam levar alguém a se fechar para novas oportunidades, então vale a pena reforçar esse ponto. Cada pessoa é única, e basear suas expectativas nos vacilos de alguém vai limitar as oportunidades de encontrar outra pessoa mais compatível com você e que esteja preparada para levar um relacionamento adiante.

Use o que aconteceu como aprendizado, perceba os comportamentos que o cara começou a ter antes de sumir, os quais você talvez não tenha notado porque estava imersa nas emoções que vivia. Caso esses padrões apareçam nos próximos relacionamentos, você já pode ficar um passo à frente para não ter outras surpresas e decepções.

Se você está há muito tempo vivendo o mesmo tipo de relação, já passou por três, quatro ou mais homens que sumiram da mesma forma, é hora de abrir novos horizontes. Deixe os apps de lado por um tempo, pare de ir aos mesmos lugares de sempre e acrescente novos ambientes na sua vida.

Aproveite para se aproximar de homens que têm gostos semelhantes aos seus, seja em eventos da sua profissão ou grupos que conversam sobre um interesse específico. Você pode encontrar alguns caras que não deixam a desejar nas ficadas e vão oferecer mais assunto para manter a relação quente.

Essa mudança é ainda mais importante se você tem um tipo de homem muito bem definido e não dá chance a quem foge desse padrão. Não fique presa ao que tem dado errado, achando que um dia vai dar certo. É você que pode e precisa mudar algo em sua vida, para fazer com que o restante da sua vida mude também.

Se o homem é confuso ou indeciso, paciência. Quem precisa estar muito bem decidida é você.

Determine o que deseja para sua vida e não comprometa esses princípios por ninguém, não aceite NADA menos do que você merece.

A sua felicidade e a sua realização pessoal nunca devem depender das (in)decisões alheias.

Relacionamentos que dão certo são simples. Um quer, o outro também, e os dois se entendem. Se os dois têm o desejo genuíno de estar juntos e compartilham objetivos parecidos para a vida, as coisas fluem de forma natural.

A base de um relacionamento saudável reside na reciprocidade, quando ambos os indivíduos demonstram interesse, respeito e entendimento um pelo outro.

Quando as vontades se alinham e existe uma comunicação transparente, as dificuldades que aparecem não colocam um contra o outro, elas são superadas em conjunto e a relação se fortalece.

Talvez você acredite que os bons relacionamentos são intensos, mas na sua cabeça existe uma confusão entre intensidade, conflito e falta de entendimento. O casal que passa o tempo todo brigando e se entendendo, separando e voltando, NÃO ESTÁ BEM. Isso não é amor acima de tudo, é só confusão e falta de alinhamento.

A intensidade que nós queremos em um relacionamento vem da profundidade emocional, da conexão íntima e do investimento significativo na relação – pelas duas partes. É algo que não poderia estar mais distante de brigas, indecisões, cobranças e dramas.

Se você acha que intensidade é ficar correndo atrás do cara, então essa intensidade só existe na sua cabeça, e não no relacionamento. Você criou essa ideia para que as coisas façam sentido, e está tentando pintar um verdadeiro inferno de azul, para achar que isso é o céu.

Quanto mais você organiza sua vida e decide seus objetivos, mais vai ficar claro que só deve aceitar homens capazes de respeitar isso, que também estejam decididos, comprometidos, e que não sentem a menor necessidade de fazer confusão no que você lutou tanto para organizar!

O PODER DO CHÁ DE SUMIÇO

ATO 3

Contra todo o sistema que
te aprisiona, interno e externo.

Os textos descritos neste livro são completamente ficcionais, eles foram criados para exemplificar uma opinião, não para pregar uma doutrina. Nenhuma religião está sendo usada para moldar qualquer tipo de conteúdo que existe neste livro. Não quero mudar sua opinião a respeito da sua crença e da sua fé. O propósito deste livro é te fazer pensar fora da caixa.

Aqui sua fé e sua crença são respeitadas.

Por favor, leia com a mente aberta.

PRÓLOGO

DESOBEDIÊNCIA E REBELIÃO

Era evidente, para a Divindade Criadora, no processo de criação, que o homem, por si só, não suportaria carregar sozinho o fardo da existência. Sua consciência primária se limitava a questões como solidão, falta de afeto, carência, falta de completude, razões e questionamentos.

Sabemos que o Criador não explicou à sua primária criação quanto ao eco de gritos que ressoavam em sua cabeça. Adão mal sabia o que era pensamento, ideias, medos, emoções, sentimentos. Ele era um monumento criado, porém não explicado.

A questão é que já se criava e se produzia nele a necessidade de ter uma adjutora. O Criador identificou essa inevitabilidade gritante dentro de Adão. Tomou a voz, ergueu o punho de sua grandiosidade e imponência, apossou-se do VERBO, da linguagem da criação, e...

> *E disse o Senhor Deus: Não é bom que o homem esteja só; far-lhe-ei uma ajudadora idônea para ele [...] Então o Senhor Deus fez cair um sono pesado sobre Adão, e este adormeceu; e tomou uma das suas costelas, e cerrou a carne em seu lugar;*
>
> *E da costela que o Senhor Deus tomou do homem, formou uma mulher, e trouxe-a a Adão.*
>
> *E disse Adão: Esta é agora osso dos meus ossos, e carne da minha carne; esta será chamada mulher, porquanto do homem foi tomada.*
>
> **Gênesis 2:18;21-23**

Surge, então, Eva.

A personificação da criação.

O Criador percebeu que, sem Eva, Adão sentia um vazio existencial. E que isso só podia ser preenchido com algo que fizesse sentido para sua existência. Havia animais no campo, no ar, no mar, em todas as partes. Havia o próprio Deus, que se mostrava acessível e tolerante para conviver com Adão. Havia a natureza, que se conectava a ele de alguma forma. Mas nada preencheria tão bem Adão senão alguém semelhante a ele, que o fizesse entender o significado da própria existência.

Sem Eva, Adão seria engolido por seu vazio existencial, em que se questionaria – sem saber que se tratava de questões, visto que ele não compreendia a própria mente – até que ponto existir, ser e viver poderia ser experienciado.

O agravamento do sofrimento psíquico em decorrência desse vazio existencial poderia acarretar um estado em que Adão se sentiria incapaz de se autorregular, por exemplo.

Nesse cenário, surgiria, então, a depressão como forma de expressar essa lacuna interior, levando-o a uma sensação de perda do sentido da vida. Seria na depressão que se tornaria ainda mais evidente a solidão, a sensação de estar sozinho – em um lugar que ele não entendia, com seres que ele não entendia, com um criador que ele não entendia, por exatamente não ser algo compreensível para alguém que não conseguia nem mesmo acessar sua consciência concreta.

Haveria um embotamento dos sentimentos, das relações e da vida como um todo. Se Deus identificou que não era bom que o homem estivesse só, ele também identificou todos esses momentos e sensações que surgiriam com o decorrer dos anos. A existência de Adão perderia seu significado, ele se sentiria vazio, abandonado, insignificante – em um misto de sentimentos desconhecidos e barulhos sem significado ecoando em sua mente.

Eva veio para libertar Adão de sua própria opressão. Eva nasceu com o intuito de salvar, coexistir, libertar, quebrar correntes e barreiras, abrir a mente e o coração de Adão para o que já existia dentro dele: sua consciência.

Eva foi, em outras palavras, a criação da existência.

Ajudando-o com o andamento das obras criadoras, Eva acessou o seu motivo de estar ali: libertar. Em Adão primeiro se desenvolveu a ideia de estar só. Em Eva, desenvolveu-se a ideia de LIBERDADE e REVOLUÇÃO, que ela não sabia identificar. As duas criações não sabiam o que sentiam ou o que queriam, eram marionetes da concepção do seu próprio Criador. Existiam por existir, viviam por viver, se comunicavam sem afeto.

Eram duas estátuas que falavam.

Movida pela sua própria essência de rebelião, Eva se encontrou com a serpente...

Ora, a serpente era mais astuta que todas as alimárias do campo que o SENHOR *Deus tinha feito. E esta disse à mulher: É assim que Deus disse: Não comereis de toda árvore do jardim?*

E disse a mulher à serpente: Do fruto das árvores do jardim comeremos,

Mas, do fruto da árvore que está no meio do jardim, disse Deus: Não comereis dele, nem nele tocareis para que não morrais.

Então, a serpente disse à mulher: Certamente não morrereis.

Porque Deus sabe que no dia em que dele comerdes se abrirão os vossos olhos, e sereis como Deus, sabendo o bem e o mal.

E viu a mulher que aquela árvore era boa para se comer, e agradável aos olhos, e árvore desejável para dar entendimento; tomou do seu fruto, e comeu, e deu também a seu marido, e ele comeu com ela.

Então, foram abertos os olhos de ambos, e conheceram que estavam nus; e coseram folhas de figueira, e fizeram para si aventais.

Gênesis 3:1-7

A serpente foi, na verdade, uma voz. Ela era a manifestação do querer de Eva, tão mais poderoso e preciso do que o de Adão. Enquanto o homem se preocupava com questões pessoais, Eva se engrandecia e se empoderava com o seu próprio pensamento astuto de LIBERDADE e REVOLUÇÃO.

Deus soube do que Eva fez e a julgou...

E disse o Senhor Deus à mulher: Por que fizeste isso? E disse a mulher: A serpente me enganou, e eu comi.

Gênesis 3:13

O Deus onisciente sabia que as questões internas de Adão O levariam a criar Eva, por cuidado de não perder sua primeira criação para o vazio da incapacidade de Adão de entender o que era existir. O Deus onisciente sabia o que aconteceria com Eva após a sua criação. O Deus onisciente sabia que, em algum momento, o fruto criado para simbolizar a REVOLUÇÃO, o qual fora feito com o propósito de causá-la, seria comido, absorvido e manifestado.

Deus criou Eva porque sabia que Adão, por si só, não se importaria em ir a fundo nas próprias questões. Deus sabia que Adão se perderia no próprio vácuo e retornaria ao pó – simbolizando o "existir, porém não ser".

Eva é a personificação do intuito de Deus de criar uma humanidade.

Deus sabia que Adão não seria capaz de ir além do que ele mesmo impôs. Deus sabia que precisaria de uma versão de sua própria criação que pudesse ser análoga ao que ele queria, porém diferente em suas próprias questões.

Eva não simboliza "aquilo que não deu certo". Eva não simboliza "o erro da criação".

Eva não simboliza "aquela que carrega o fardo da existência do pecado".

Eva simboliza revolução e liberdade.

Eva é a sua ascendente.

Eva é a essência que você carrega em sua alma. Eva é o GRITO que existe em você.

Eva é a sua própria versão histórica, que está perdida e soterrada dentro de você – ato causado pelo mundo e pela sociedade –, que DEVE SER e SERÁ desenterrada.

O seu sentido de criação é se rebelar. Contra o quê?

Contra todo o sistema que te aprisiona – interno e externo. Abrace essa rebeldia. Acolha Eva. E seja rebelde.

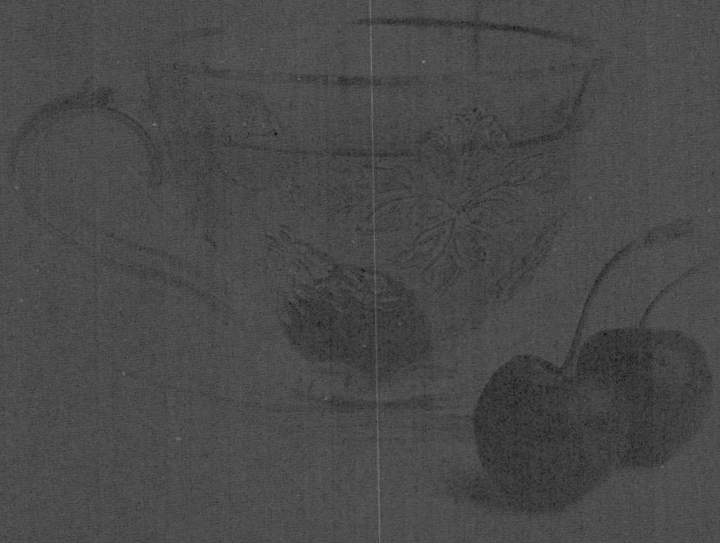

CAPÍTULO 1

A DEUSA LILITH: ABRACE OS SEUS DEMÔNIOS

Na Idade Média, Lilith é apresentada como a primeira mulher de Adão, criada ao mesmo tempo e da mesma forma que ele. Ouviu-se falar de Lilith primeiramente na Babilônia, onde posteriormente a história foi importada para a tradição judaica. Sua primeira menção, para alguns historiadores, foi em textos sumérios, por volta de 3.000 a.C., sob o nome "Lilitu".

Nos textos babilônicos, Lilith era uma deusa, relacionada a Ishtar, que usava a sedução para causar a queda dos homens.

Na história de Lilith, Deus a teria feito antes de Eva, a partir do pó da terra, assim como fez Adão – e não de sua costela, não algo derivado dele, mas sim algo criado com as próprias mãos do Criador, com base na essência, na TERRA.

Lilith se rebelou por não receber o mesmo tratamento que Adão recebia. O machismo escancarado, o favoritismo do Deus criador, a importância de Adão para nomear o resto da criação, o simbolismo de ser "o primeiro", a ideia de ter sido criada "apenas para satisfazer os desejos do homem", tudo isso fez nascer em Lilith a primeira ideia de REBELIÃO e LIBERDADE.

Lilith discute com Adão – ainda sem entender os motivos de sua própria fala, visto que ambos não tinham conhecimento a respeito da consciência –, grita o nome de Deus em vão e foge voando do jardim do Éden.

Devido às orações de Adão, Deus enviou três anjos para resgatá-la, mas Lilith se recusou a voltar. Castigada, banida, humilhada e excluída da existência e da importância de se estar no jardim de Éden – o centro da criação de Deus – Lilith ganhou o título de "demônio".

Em virtude da solidão de Adão, Deus cria Eva. Com ciúmes e um desejo fulminante de vingança, Lilith teria se transformado em serpente e induzido Eva a ouvir sua própria consciência: REBELE-SE TAMBÉM.

Eva come do fruto proibido e, sendo uma versão de Lilith que se manteve no jardim do Éden, traz à tona a LIBERDADE e a REVOLUÇÃO feminina.

Não faz diferença aqui se você acredita na história de Lilith ou não. O que importa é a ideia de que existem duas versões ancestrais dentro de você: Lilith e Eva. Ambas significam LIBERDADE e REVOLUÇÃO e coexistem na sua própria marca de existência:

Lilith é o seu poder de sedução, seu magnetismo, sua luxúria, sua independência, o poder de personificação interna, o seu olhar astuto e penetrante. Ela é seu toque que ferve no corpo do outro, a capacidade de fazer um homem se questionar.

Você é a expressão do prazer. Isso existe em você pela sua ancestralidade em Lilith, que foi quem Adão quis no ato do prazer.

Eva também representa seu lado de rebeldia e liberdade, porém com o peso de ser exposta ao mundo. Lilith se libertou, voou, se escondeu, está nas sombras, longe do julgamento alheio.

Eva está na linha de frente.

Ela comeu o fruto, foi castigada por Deus, tornou-se uma matriz, o gesto da criação, o caminho para a evolução.

Eva se tornou mãe.

Eva se casou.

Eva criou filhos.

Eva educou seus filhos.

Eva é exposta para a sociedade. Todos a conhecem. Todos sabem quem é Eva. Todos sabem com qual intuito ela foi criada.

Eva é a mulher para o mundo. Lilith é a mulher para o escuro.

Lilith e Eva, ambas coexistem em sua ancestralidade. Uma para a sedução e o poder sexual, outra para liderar e expor seu ato de LIBERDADE para o mundo, com a exposição como consequência.

Eu vou te ensinar a trazer à tona essas duas versões dentro de você.

LILITH – mais apropriada para se usar na cama, entre quatro paredes, com o seu escolhido. É o pecado, o desejo, a luxúria.

Eva – mais apropriada para ser aquela que você quer mostrar para o mundo. Estabilidade, conforto, família e afeto.

Porém, expressões e ideais de ambas existirão em todos os âmbitos da sua vida. Transite entre suas duas ancestralidades.

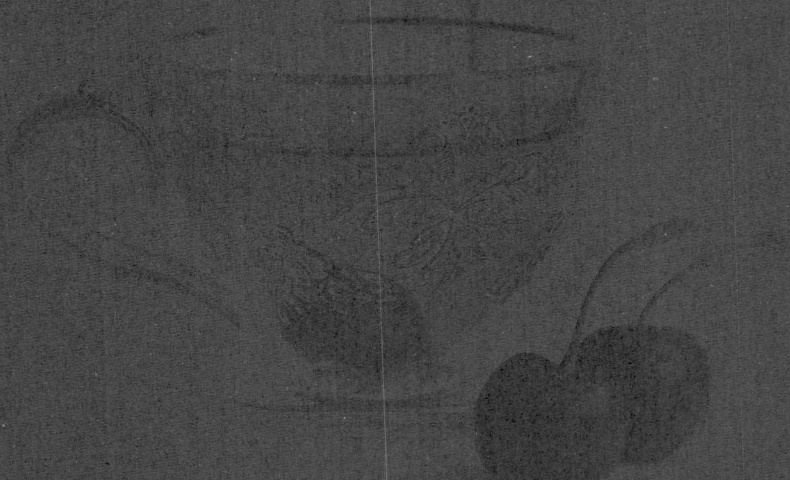

CAPÍTULO 2

SEUS DEMÔNIOS

Você se vê como uma mulher insegura, às vezes com o gênio forte – não é como se você pensasse nas consequências de suas próprias decisões. Você vai e faz, pensa e age.

Semelhante a Lilith, que sentiu a rebelião em si mesma, ergueu a voz e executou. Não pensou no que viria depois do sentir, não cogitou fazer de outra forma, não quis a opinião de outras pessoas – Adão ou até mesmo Deus. Ela só fez.

E foi condenada.

Lilith era inquieta, e sua inquietude poderia ser lida como insegurança. Foi isso que acordou a sua rebeldia, quando se deu conta de que ela não se limitava a ser o desejo de Adão ou o que Deus queria que ela fosse. Lilith, assim como você, pertencia apenas a ela.

Já no seu caso, a sua insegurança está ligada diretamente com a visão que construíram em você a respeito de como as pessoas te veem.

Para você, a visão de quem te vê é mais significativa para a sociedade do que a visão que você tem de si mesma.

O que o homem enxerga em você, a visão e a opinião dele, são o que moldam a sua imagem, em vez de como você se vê ou se expressa para o mundo.

Você carrega o fardo de que um homem só será capaz de te levar a sério se primeiro você tiver o corpo que ele está acostumado a endeusar. Você mesma já tem a moldura desse corpo na cabeça – na verdade, é esse esboço que você quer alcançar. E o fato de não conseguir te deixa frustrada e faz com que você se "contente" com o corpo que tem, mesmo sabendo que, pela sua lógica, nenhum homem vai te escolher.

Percebe que a sua insegurança é, na verdade, uma imagem perfeita construída não por você, mas pelo que o atual deus criador e dominante – a sociedade –

diz e impõe, exigindo que você seja a mulher perfeitamente moldada para ser aceita?

Todos querem te tornar escrava desse sistema de criação que para o mundo é perfeito, mas que para você é uma prisão que te coloca de frente com seus maiores demônios, os mais assustadores; que faz você se sentir ansiosa, inadequada e fora de qualquer padrão.

Na verdade, esse seu gênio impulsivo e essa sua insegurança são o mesmo grito interno que surgiu em Lilith no jardim do Éden. Porém, sendo usado de uma maneira ERRADA, de uma maneira que te oprime, desmerece e te coloca em um lugar de autocobrança que não te pertence.

Esses seus dois demônios, sua impulsividade e sua insegurança, serão transformados em armas para te ajudar a se proteger da sociedade e seus homens.

Usados a seu favor, seus demônios deixam de te trazer consequências ruins e te deixam a poucos passos da evolução. Você domará os seus demônios. Você os usará a seu favor. E eles serão suas mais fiéis armas.

Você se identifica com a frase a seguir?

"Você é inconstante, consegue ser oito e oitenta em um único momento. Não são todos que te entendem."

Se sim, aqui entendemos que você tem mais dois demônios:

Uma versão oito, que é mais calma, sensata, controlada; que escuta, é amorosa, afetiva, transmite um amor que transborda; que se doa, respeita, ajuda, se desculpa, corre atrás do que quer, e é quase uma "esposa troféu".

E outra versão, a oitenta. Impulsiva, louca, que não pensa, que não é controlada, com um ódio e uma fúria que transbordam; que se impõe, grita, ordena, não se sujeita a ninguém; que sabe o que quer e como quer; que não é a esposa troféu, é a ex louca, a atual que é manipuladora e confusa, a emocionada, a puta...

Aqui nós temos dois demônios iguais, porém diferentes. A versão oito herdada por Eva, a "certinha", que continuou com Adão, e a versão oitenta herdada por Lilith, a descontrolada, porém dona de si mesma.

Nós usaremos esses dois demônios a seu favor. Eu diria que são os mais poderosos que temos até então. Os que serão mais bem trabalhados, que moldarão boa parte das técnicas que falaremos mais à frente.

O que é visto como errado e como "uma mulher descontrolada e cheia de personalidade" se tornará duas versões da sua ancestralidade que emanam poder.

Você se identifica com a frase a seguir?

"Você é verdadeira no que faz, no que diz e no que sente. E isso afasta pessoas."

A sua intensidade é mal interpretada. Eles te veem como uma mulher que não se importa de pular de cabeça em algo. Uma mulher que se entrega de corpo e alma para aquilo que quer. Uma doadora.

Acompanhar uma mulher com esse ritmo e fluxo de energia não é fácil. Ainda mais ao se tratar de um homem parado no tempo, estacionado, acomodado, sem percepção de futuro, sem ambição. Um boneco de prateleira nunca acompanharia um monumento de carne e osso como você.

E o que ele faz para se sentir menos pior?

Ele te prende em um pedaço de madeira e, com tochas em mãos, grita pela sua execução. Ele faz com que não somente os outros te enxerguem com maus olhos, mas também que você mesma crie uma versão distorcida e errada de si.

A sua intensidade acaba se tornando o seu castigo.

Eles relacionam a sua intensidade com rebelião – é difícil e doloroso para eles aceitarem que você, sendo intensa, é melhor do que eles em tantos sentidos. Os homens sabem o quanto a sua intensidade faz com que você seja grande.

Mas eles preferem te convencer de que a sua personalidade é errada. Que a sua forma de ser e existir precisa ser mudada o quanto antes; caso contrário, você será rejeitada. Ninguém vai te querer...

E, então, temos mais uma arma para usarmos. Mais um pecado. Mais um demônio.

Você se identifica com a frase a seguir?

"Eles nunca conseguem lidar com todo o amor que você está disposta a dar e, por isso, fogem."

Eu te pergunto: qual é a sua culpa?

Ter e doar amor se tornou mais um pecado, mais um motivo para que o deus criador (a sociedade) te condene a uma sentença de martirização interna que te faz pensar e repensar até que ponto amar com todas as suas forças é algo aceitável.

Colocaram você em uma caixa, com água e pão, e te exigiram, como um dever, repensar de onde vem esse amor todo e para quem você vai destiná-lo. Eles querem colocar um termômetro em você para controlar o seu amor, sua capacidade redentora, sua capacidade de gerar afeto.

Querem te tornar uma estátua sem voz, sem coração, sem emoção. Se você ama com todas as suas forças, consequentemente se torna uma bruxa má.

Gritam em jornais, em revistas, em posts e vídeos nas redes sociais que, para você ser aceita, ser levada a sério, conseguir um "bom casamento" e não assustar o "grande homem da sua vida", você precisa começar a dosar o amor que tem.

É aquilo: aceite ou você ficará sozinha.

O amor, para o atual deus criador, se tornou um demônio que precisa ser controlado, um pecado que precisa ser evitado. Um fruto que não deve ser comido.

E aqui encontramos o demônio que nos ajudará a te dar combustão nas suas próximas ações. O seu amor deixará de ser o seu pecado.

Eles, os homens, estão acostumados com relações rasas. E, me diga, o que eles fariam com alguém tão matéria e osso como você?

A comodidade está impregnada na sociedade. Ter acesso ao que é raso não requer raciocínio lógico, entrega, trabalho, emoções, sentimentos... Você entra, molha os pés e sai.

Para mergulhar, é preciso entender todos os terrores que habitam nas profundezas. Mergulhar requer uma infinita gama de vigor, requer que se vençam antes o medo do desconhecido, a opressão da densidade. E, ainda, é preciso saber retornar à superfície sem se afogar.

Eu pergunto a você: por que ele deveria mergulhar se pode ter tudo o que quer – prazer e luxúria – apenas colocando os pés no raso?

Entre isso e mergulhar, ele prefere existir na comodidade de superficialmente conhecer alguém. E, posteriormente, descartar.

Não se trata de você.

E sim da incapacidade dele de enfrentar a sua profundidade.

Não estou aqui para te ensinar a esvaziar o seu mar para que ele se sinta confortável em te sentir. Estou aqui para expandir as suas profundezas para que, a qualquer sinal de mergulho de alguém preparado, disposto e competente, ele possa se sentir confortável na sua imensidão.

Os seus abismos nunca mais serão os seus demônios. Você se martiriza por explodir.

Você se martiriza por sentir.

Você se martiriza por ser e existir.

Você se martiriza por querer tentar entender os precipícios que existem em você. Você se martiriza por ter em si mesma a coragem de enfrentar e expressar o que sente. Você é Lilith, com a capacidade ampla de expandir a própria mente e, dentro do desconhecido da sua própria cabeça, lutar pelo que acredita ser o correto.

Você é Eva que, instruída pela própria grandeza, decidiu se rebelar.

Dentro de você agora existem esses dois elementos de sua ancestralidade gritando para se fundirem, para serem trazidos à tona e terem a voz para gritar e defender aquilo que eles sabem que são.

Abrace seus demônios.

Torne-os armas para lutar contra o atual deus criador. Tome posse do poder de Lilith e Eva.

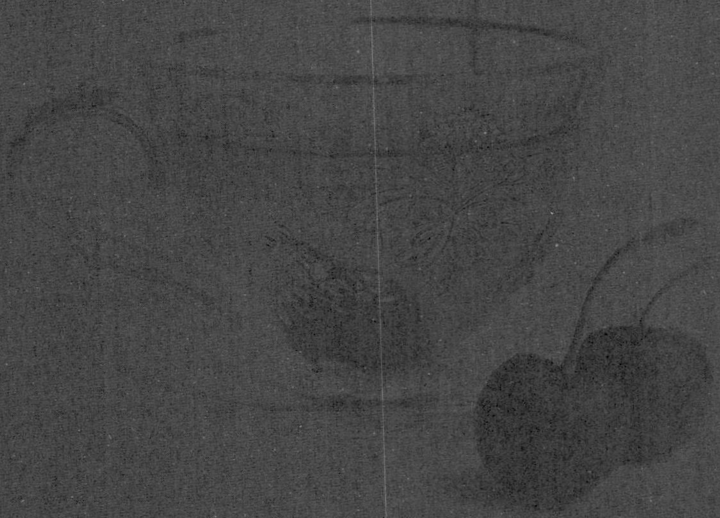

CAPÍTULO 3

DUELO

Alguns dos demônios que desenterramos de você, até então:

- Insegurança;
- Gênio forte;
- Inconstância (8 ou 80);
- Intensidade;
- Afeto.

Trabalharemos com eles, através deles e para eles. Abaixe todas as suas armas. Desfaça o império que você armou para lutar contra as suas partes "imperfeitas". Erga a bandeira branca para os seus demônios que se colidem dentro de você.

Você é o que é, você nasceu assim, você é isso e acabou. As partes que te formam são você, não permita que te levem à forca e te condenem como uma criação pecaminosa. A sua imperfeição representa todos os seus lados humanos, frágeis e vulneráveis que te tornam humana. Não se condene. Não se martirize.

Não se culpe por ser aquela que sente demais, quer demais, espera demais, luta demais, insiste demais, ama demais, peleja demais, que se doa e abraça suas causas.

Seus demônios internos devem brindar a sua existência.

Você não é errada, não acredita na ideia de que tudo em você é um produto de algo que não deve ser levado a sério. Olhe para si mesma, enxergue suas imperfeições, mas não acredite em tudo que denota o quão insuficiente você é para alguns homens. Elimine pensamentos como "Quem se interessaria por você?"; "Quem escolheria você?"; "Você não serve para estar ao lado de um 'homem ideal'. Um 'homem ideal' não te teria nem como opção, quanto mais te escolheria"; "Sua vida é traçada por rejeições, todos te rejeitam. O que te faz crer que agora te aceitariam? Ou você muda, ou morrerá sozinha". Isso não é verdade, é uma ofensa a você.

O seu lado sujo de sangue quer entrar em guerra com o seu lado bom. São duas divindades que ainda duelam entre si. O lado de sangue não diz o que diz por influência sua. Não é a sua voz. Esse lado de sangue existe, e é um lado importante, porém está banhado pelo sumo do que a sociedade quer que você ouça. A voz não é sua, e sim do atual deus criador deste século, que quer que você esteja em pé de guerra consigo mesma.

Esse seu lado sujo de sangue precisa ser abraçado, acolhido... não morto. Ele também é a sua identidade. Uma identidade distorcida, mas ainda faz parte de quem você é.

Não vamos dar ouvidos a ele, mas precisamos acolhê-lo.

A versão de Eva que existe em você deixará de ser a vilã da versão de Lilith que há aí dentro. As duas são irmãs e devem se amparar.

As duas se fundiram e erguerão uma guerra, sim. Mas não entre elas: contra o sistema. Com as duas partes fundidas dentro de você, não terá ninguém que seja capaz de te rebaixar.

INSEGURANÇA

O que é a sua insegurança?

A sua insegurança dança no meio do caos e do cemitério de todas as mulheres que você já idealizou para si mesma. Eu sei que você já quis ser corajosa, autoconfiante, desejada... mas essas ideias sempre foram só ideias. Hoje, todas essas versões que você poderia ter sido são restos sem vida de versões suas que, se tivessem sido levadas a sério, hoje seriam imbatíveis.

A sua insegurança matou todas as suas mulheres.

E a cada novo renascimento dentro de você de uma ideia de ser uma mulher melhor, mais tochas e exércitos são levantados para destruí-la. Você se sabota.

Sua insegurança, a partir de agora, te dirá que você não é mais o próprio ponto fraco, o próprio calcanhar de Aquiles.

Sua insegurança agora será capaz de definir todos os pontos em você que merecem ser mudados, e te ajudará a fazer isso PARA O BEM. Para o seu bem.

Sabe o tipo de mulher que você SEMPRE quis ser, mas nunca teve coragem de ser?

A sua insegurança, antes da transmutação, te dizia que você não tinha o que era preciso para ser essa versão. Lembra? Agora ela te diz que você consegue ser. Ela vai te dizer, agora, quais são os pontos que você precisa melhorar em si mesma para se apossar dessa nova identidade. E a sua insegurança diz que a primeira coisa que precisamos mudar em você é, na verdade… a sua insegurança.

Escreva nas linhas abaixo 10 coisas em você que te deixam insegura.

1. ....
2. ....
3. ....
4. ....
5. ....
6. ....
7. ....
8. ....
9. ....
10. ....

Agora escreva quais são as 10 soluções que você conhece que podem te ajudar a melhorar esses pontos que te deixam insegura.

1. ....
2. ....
3. ....
4. ....
5. ....

6. ....

7. ....

8. ....

9. ....

10. ....

Agora defina datas-limite para que você consiga trabalhar em cada uma dessas inseguranças. Por exemplo: "Minha sobrancelha me deixa insegura, então eu tenho até a data xx/xx para trabalhar nela e deixá-la do jeito que eu quero".

Você vai lutar e se empenhar para mudar cada ponto que te deixa insegura, do seu modo, da sua maneira, do jeito que você achar correto e aceitável. Lembre-se de que o que é acessível para uma mulher que está dentro de determinada bolha social e financeira é diferente para outra mulher. Encaixe o que você quer mudar dentro das suas possibilidades financeiras, sociais e emocionais. Abraçar a sua insegurança também é abraçar os seus limites.

Abraçar a sua insegurança nem sempre é querer mudá-la, às vezes você quer apenas aceitar o que tem. Ambos os processos são difíceis, portanto tente descrever apenas os pontos de insegurança que você se sentiria à vontade para mudar. Ao ser capaz de descrevê-los no papel, você estará, consequentemente, acolhendo cada uma das suas inseguranças. Ao falar disso, você estará criando laços de afetividade com o seu lado sujo de sangue e fragilizado.

Falar a respeito requer segurança e autoconfiança. Falar a respeito é reviver demônios.

E expor tudo em um papel é como assinar um termo de liberdade. Em outras palavras:

"Eu revelo esses demônios, eu conviverei com esses demônios e eu ressignificarei esses demônios."

Após isso ser feito, ninguém nunca mais conseguirá te colocar contra si mesma. Essa parte de você deixará de ser sua inimiga e você não precisará mais duelar contra ela. Ninguém usará mais sua insegurança como arma para te desqualificar ou te desmerecer. Ela não mais destruirá as versões que nascerem de você. Todas as mulheres que surgirem dentro de você estarão a salvo.

Por fim, aponte sua câmera para o QR Code a seguir. Você será direcionada a uma pasta onde encontrará um áudio. Este áudio é uma meditação guiada. Procure um lugar vazio onde você possa se concentrar. Use fones de ouvido e escute a meditação, seguindo à risca todas as instruções que ouvir.

GÊNIO FORTE

As suas explosões acabam te destruindo. Elas detonam os reinos internos que você construiu e pelos quais zela com tanto respeito. Suas explosões não formam novos reinos, espaços, montanhas, florestas, seres vivos, átomos, criaturas. Elas não são um Big Bang dentro de você.

As suas explosões internas têm sido responsáveis por toda a sua perda de identidade.

Parece que, a cada novo surto, uma nova parte do seu universo particular se vai. Você diz que os outros não lidam com as suas explosões, mas você mesma não as comporta.

Você não quer explodir. Você não tolera quando explode. Você se julga, se vinga, se machuca. Você se martiriza quando explode.

O seu gênio forte te traz o caos e as trevas.

As suas explosões colocam entulhos no meio dos seus caminhos, criam crateras, espaços, oceanos, escuro, chuva. Elas, por vezes, te impedem de ter o que quer.

Elas afastam pessoas, afastam amigas. Afastam amores.

Suas explosões afastam oportunidades de emprego e afetam o seu desempenho.

Elas não são combustões favoráveis: são destruições.

Está na hora de usarmos a energia que você gera quando o seu gênio explode para fermentar os seus interesses.

Nas linhas abaixo, liste 10 vezes em que o seu GÊNIO FORTE atrapalhou alguma coisa na sua vida. Por exemplo: "Meu gênio forte me fez não saber lidar quando o cara em quem eu estava interessada não me respondeu no tempo que eu queria".

1. ....
2. ....
3. ....
4. ....
5. ....
6. ....
7. ....
8. ....
9. ....
10. ....

Agora liste 10 atitudes que você poderia tomar nesses momentos que te salvariam da situação, que te impediriam de arruinar tudo. Por exemplo: "Em vez de eu me importar com o tempo que ele leva para me responder, posso me importar com algo que eu possa fazer para me distrair enquanto estivermos conversando. Solução: posso ler um livro, assistir a um filme ou ver uma série".

A ideia é te distrair dos seus motivos para explodir.

1. ....
2. ....
3. ....
4. ....
5. ....
6. ....
7. ....
8. ....
9. ....
10. ....

Nossa intenção é te fazer abraçar esses demônios e trazê-los para o nosso time. Comece a usar o seu gênio forte em projetos. Então, agora liste 10 projetos que você quer muito começar, mas não o fez ainda.

1. ....
2. ....
3. ....
4. ....
5. ....
6. ....
7. ....
8. ....
9. ....
10. ....

Agora liste 25 consequências ruins de não colocar esses projetos em prática. Por exemplo: você quer começar um negócio só seu, e a consequência de não fazer isso é não ter dinheiro para quando quiser mudar o visual, com roupas e cabelo novo.

1. ....
2. ....
3. ....

4. ....

5. ....

6. ....

7. ....

8. ....

9. ....

10. ....

11. ....

12. ....

13. ....

14. ....

15. ....

16. ....

17. ....

18. ....

19. ....

20. ....

21. ....

22. ....

23. ....

24. ....

25. ....

Exploda de raiva, então, por não ter começado esse projeto. E, por você ter um gênio tão forte, começará esses projetos só para provar a si mesma que é capaz. E não vai parar até conseguir tudo o que quer, com sangue nos olhos. Furiosa.

Essas emoções te guiarão e te colocarão em um nível de fluxo energético tão grande, que os seus projetos facilmente sairão do papel. Você precisa identificar para onde direcionará as suas explosões, e é para isso que os papéis servirão. Eles serão os seus guias, sua direção. Você sente para onde quer se expandir, só não sabe o que exatamente precisa ser executado.

Suas explosões formarão o seu próprio Éden. Sem Adão.

Com apenas um deus criador: VOCÊ.

INTENSIDADE

Você mastiga sem querer os frutos da sua intensidade. Você constrói os próprios precipícios em que pula. Você constrói os próprios abismos em que afunda. Você enche os oceanos em que se afoga. As balas que te atingem vêm das armas que você mesma aponta para si.

A sua intensidade te faz conhecer alguém novo, alguém estranho que casualmente esbarrou no seu caminho, e aí ela faz você olhar para ele e se perguntar onde ele esteve esse tempo todo.

Automaticamente aquele estranho se torna sua grande obsessão. A sua intensidade te diz que o amor é um jogo, e você se apaixona pela ideia de brincar de amá-lo.

Sua intensidade te convence a lutar por um homem que você acabou de conhecer. Um estranho. Você começa a idealizá-lo com uns óculos de lentes cor-de-rosa e não filtra nada. Não tenta entender.

Ela quer que você mergulhe em um espaço visivelmente curto, criando a ilusão de que existe um oceano além do raso. Enquanto ele se afasta, você fica pensando se essa relação irá durar ou se acabará em chamas.

Reflita sobre essa mensagem que te passei. Tire uma hora de reflexão pessoal a respeito desse tema (defina agora mesmo, no seu alarme, que horas você fará isso, HOJE AINDA) e tire suas próprias conclusões de como você pode deixar de se iludir e se cegar por situações que, sim, estão no seu controle.

AFETO

O problema do seu afeto é que ele é tóxico e prejudicial para o seu bem-estar. Você não ouve as vozes que te amam e te pedem para que você não exagere. Em vez disso, grita para elas: "Não estou errada, se você não se sente louca enquanto ama, não está fazendo isso certo!". O seu afeto se torna uma droga que você absorve sedenta pelo êxtase. Sem controle. Sem limites. Sem coordenadas seguras. Pilotando um avião de emoções sem nenhuma pista de pouso. Você quer sentir isso pelo resto da vida e transforma o seu pequeno paraíso interno em um lugar sombrio, o gerador de toda essa compulsão.

Às vezes, pelo homem que quer, você cruza qualquer linha de segurança. Desperdiça o seu tempo com as coisas mais banais que estiverem à sua disposição. Perde a cabeça em níveis tão absurdos e possessivos, que quem te ama grita que você está indo longe demais. Mas você pensa: "Não me culpe, estou apenas amando".

Nessa relação desigual, você perde completamente a sua identidade. O seu nome é o que ele decidir. A sua personalidade é aquilo que melhor for satisfazê-lo. As suas ideias se alinham às decisões que ele tomar para a própria vida. Seus desejos não existem, é o que ele quiser. Seus pensamentos são expulsos da sua cabeça, que se ocupa com todas as ideias que você tem de como torná-lo cada vez mais seu.

A realidade é que o afeto máximo e tão possessivo precisa existir em uma parte de você que ninguém, além de você mesma, deve ter acesso.

Tire uma hora de reflexão para entender quais são os pontos de ignição desse afeto possessivo, pegue um papel em branco e escreva todas as suas conclusões. Então, leia todos os dias o que escreveu, até se tornarem claras em sua mente as instruções de como não se perder em um homem.